精神科治療のコツ

神田橋 條治 著

岩崎学術出版社

序

一九八四年、ボクは、二〇年間の大学生活を終わるにあたり、『精神科診断面接のコツ』を書きました。最初の著作です。以後今日まで、現場での治療の工夫、一筋で歩いてきました。その中での気づきやアイデアを、いろいろと本にしました。特に、二冊の本、古稀記念『「現場からの治療論」という物語』（岩崎学術出版社　二〇〇六）、『精神援助技術の基礎訓練』（岩崎学術出版社　二〇二三）は、治療技術について、まとめたものです。しかし、読み返してみると、批判や論に偏っており、「診断面接のコツ」の特徴である、現場の人がそのまま臨床の場に取り入れることのできる、「具体的な技術提示」が薄いことに気が付きました。そこで、いま二〇二四年、ちょうど四〇年を経て、ボク自身が、現場で日々行っている、治療技術の、考えと具体像を、書き残すことにしました。人生の終わりとともに、臨床医としての六〇年の終わりを、かすかに意識するからです。さらには、認知機能の低下が顕著となり、米寿記念出版は危ぶまれるからでもあります。

精神科治療の現場や、出版物や、インターネットを眺めていると、最近の精神科治療は、あまりにも、薬物、なかでも、向精神薬偏重となっているようです。一般医療でも、甲状腺ホルモンの「維持療法」や、心臓のペースメーカーなど、「終生使用の医療」はありますし、義足などの補助具も同じです。しかし、医療の根幹部分は今でも、「一時期の介入」であり、終了して離脱する日、を目指しているはずです。

ところが、最近の精神科治療では、向精神薬すなわち、脳内のホルモンに介入する化学物質の、「維持療法」がメインになり、長期持続の注射薬が、新たな「進歩」として喧伝される風潮です。最終的には「医療」から離脱して、「自己治療・養生」に移ることを理想とする、ボクの古い医療観とは、馴染みにくい雰囲気に、「進化」しています。本書で語っているのは、医療の本幹は、緊急・期限付きの援助である、との信条で工夫してきた技術群であることを、お断りしておきます。

治療技術の工夫の歴史の中では、たくさんの方々の教え・示唆を頂戴しました。まず、漢方治療の初歩から教えてくださった、故小川幸男先生、ありがとうございました。オリジナルな整体治療法を教授くださった、のぞみ整体院（堺市）の整体師白柳直子師、大学を離れて以後、ほぼ半世紀に渉り、教育活動の場を与えてくださっている、花クリニック院長、矢花芙美子先生、に感謝いたします。そして何より、手前勝手な臨床活動の場を与えてくださっている、有隣会伊敷病院の植村彰前院長、植村健吾現院長にお礼申し上げます。さらに思えば、ボクを先達として、生徒の役を果たしてくださっているたくさんの若き同僚も、ボクの思考と技術を育ててくださったのです。ありがとうございます。

慢性腎障害を中心に、幾つかの成人病を抱えるボクの健康管理をいただいている、白光会白石病院・徳永公紀先生、ありがとうございます。

二〇二四年二月五日

神田橋　條治

もくじ

序 …… 3
第1章　医療現場に臨むに当たっての心づもり …… 11
『いのち・病・自然治癒力』　13
『治療と養生』　15
『治療には終わりがある』　17
第2章　診断作業と治療作業 …… 19
『診断における、分類・命名作業は治療を阻害する』　23
『診断名の役割』　24
第3章　診療は援助作業である …… 29
『治療・援助の順序』　31
『治療関係という関わり』　32
『援助がスタート』　35

第4章　『邪　気』……39
『邪気について』　41
『邪気の病理』　43
『邪気認知の手技』　45
『治療操作の指標としての、邪気の消長』　47
『薬物への反応』　49
『邪気認知の、診断への活用』　51
『邪気認知を使った、治療手技』　52
『邪気に導かれての治療』　59
『ＣＴごっこ』　61
『大谷選手に学ぶ』　62
第5章　来し方と未来……67
『病歴ではなく資質の発掘を』　69
『幼稚園時代』　70
『三歳の時の資質』　71
『病歴よりも資質歴』　72
第6章　原田憲一の「状態像」、への対応……75
『せん妄状態』——意識障害　77

『抑うつ状態』――うつ気分、意欲低下、自責など　79
『興奮状態』――精神運動性興奮、躁的興奮、不機嫌状態、憤怒、易怒性など　83
『不安緊張状態』――不安、緊張、心気性症状、恐怖症など　85
『幻覚妄想状態』――幻覚、妄想　87
『慢性欠陥状態』――記憶減退、認知障害（痴呆）、統合失調症性欠陥など　91

第7章　診療の技法……93
『心身の準備』――センサーとしての心身　95
『訴えを聴く』――関係を造る　97
『治療の歴史の整理』――特に薬物　98
『強制治療』　99
『ダブルバインド』――治療の道具としての正直　100
『技術移転』――「自立」への援助、ＨＳＰへの対策　101
『初回診察は初会』である　103

第8章　さまざまな、養生・治療の手技と考察……105
『薬物療法』　107
『いつでもどこでも養生運動』　109
『気の鍼の束』　111
『気の鍼での深部治療』　114
『若々しい体型』　116

『気の鍼』とは　119
『骨バラ・筋トレ』　121
『子宮の中で』　122
『二種の愛着障害、への治療』　124
『初診の型』　127
『渦の気功』　128
第9章　さまざまな、架空症例……131
症例1『お手上げの患者』　134
症例2『発達障害』　138
症例3『恋の行方』　141
症例4『治療共同体』　142
症例5『在るものを探す』　145
症例6『援助は、いま・ここから』　147
症例7『能力の発見』　148
あとがき……151

本文イラスト……竹下秀司

第1章　医療現場に臨むに当たっての心づもり

ボクらは、「治療者」という役割を負って、医療の現場、すなわち「病む人」の前に行きます。その際、こころに留めておく、のが望ましい心構えについて、まず、お話しします。古稀記念『「現場からの治療論」という物語』（岩崎学術出版社　二〇〇六）と重なる部分もあります。併せて読んでいただくと、分かりやすいでしょう。

『いのち・病・自然治癒力』

生きている「いのち」とは、多彩なフィードバックシステム群です。「ゆらぎながらの安定」です。フィードバックシステムが順当に作動しているとき、「健康」と呼ばれます。多少困難な「外的・内的」不均衡が起こると、特定のフィードバックシステムが、さらに活性化され、他のシステムは休息したりして、本来の均衡を取り戻そうとします。この安定復帰活動を、「自然治癒力」と呼びます。「自然治癒力」の内実は、その個体それぞれの資質と経験学習との総合体ですから、哺乳動物やヒト種に特有の機能やら、十人十色の資質と、成長・生活・経験学習とにより、多少とも個性的ですが、現時点での対処に成功すると、「病」と呼ばれることはなく、医療に援助を求めることもありません。「いのち」の、それぞれの個性が、己に相応しい均衡状態にある時は、「自然治癒力」の姿の大半は、表には現れません。「病」という状態を抱えて、ボクらの前に登場する人物は、フィードバックシステムの破綻と修復活動、のさなかにあります。それゆえ、個性的なシステムの破綻と修復活動という形で、個体の「不健康」と「あらがい」の構造が、見えやすくなっています。すなわち、「病」の表現型には、「自然治癒力」の苦闘の姿・極端な姿、も併せて表出されているのです。治療のための貴重な着眼点です。なぜなら、それら「自然治癒力」は、生物進化の過程での、適者生存の希求・活動の学習によって、歴史的層構造を成していましょうから、「治療」を受けることなく回復したり死亡したりする、「哺乳動物」のありようは、ヒトにとっての、「自然治癒力」のモデルであり、原初的「養生法」のモデルです。それを見習うことなしに行われる「養生・治療法」は、「不健康法」の要素を、多分に含みます。例えば、病んだ哺乳類は、例外なく、「活動の縮小・単純化」を行います。おおむね、進化の過程の逆行を思わせるので、「退行」と呼ばれます。歴史の後半に習得した機能から、時間を遡行するかのように、順次「休止」してゆく、「いのちの休息法」です。単純化されたシステムほど、「自己回復力」という「いのち本来の機能」を、働きやすくするからです。したがって、「退行を含まない治療・養生は、反自然である」が、常に立ち返るべき金言です。「退行・休息」を含む「陰性症状」を、「退治」しよう、と意図する「治療」へは、「ためらいの一考」が、常に添えられるべきです。

『治療と養生』

いのちの「自然治癒力」を主役におくと、その中にすでに、「退行」という「養生法」が含まれています。加えて、「いのち」の不具合への、対処としての、「治療」と「養生」に、明確な区別はありません。せいぜい「専門家が行う」か「本人や普通人が行う」か、の区別があるだけです。専門家が行うのは、「危険を伴う方法」だからです。しかし、「養生法」にも副作用の危険はあります。そこで、本書では、ともに、「病への対処」という呼び名を提案します。重要性・頻用性・非侵襲性、の、優れているものから順に、①「自然治癒力」の働きへの、側面援助としての「妨害除去」、②「自然治癒力」の働きへの、側面援助としての「参与」、③「自然治癒力」の直接の肩代わり、という分類です。この三区分は、「治療法」選択の順序でもあります。

①「妨害除去法」——感染症治療がモデルです。癌の摘出もそうでしょう。病因の除去・軽減です。有害環境の除去、異物の除去などは、分かりやすいですが、「生活習慣の改変」などは、難事です。なかでも、家庭環境や社会生活環境は、「自然治癒力」と溶け合っていることも多く、改変は困難ですから、特殊な工夫が必要です。「生活の知恵」と総称される対策です。「養生法」の多くもそうです。ここで、付記しておきたいのは、発熱や痛みや幻覚や興奮などは、二次的に、生命活動への「妨害」となり、「除去法」の標的とされますが、本質としては、いのちの「自然治癒力」の活動である、と想定されうることです。それへの「妨害操作」には、「ためらいと思

慮」が必要であることは、後述します。

②**「自然治癒力」への参与**――栄養補給、心理サポート、入院、生活の縮小、など、「自然治癒力」の、拡充・保護・育成です。若干の「副作用」もあり得ます。「健康法」の多くもそうです。ここで、最も留意を要するのは、「退行」という、本来「自然治癒力」の作業である現象を、妨害することまでをも、「治療」にひっくるめていることです。「食思不振」「過眠」「休息」などは、明らかに、「退行」という、自然治癒力の活動です。それへの対応は、「いのち」全体の状況と照らし合わせながら、評価し、採用を判断しましょう。「こころ」の領域では、事態はさらに複雑・多岐です。

③**直接の肩代わり**――義足がモデルです。「障碍者援助」は、ほとんどそうです。残存する機能への、異物による援助です。「ほどなく不要になる」可能性、に夢を託します。薬物療法のほとんども、この類です。

以上の分類は、病む人自身や素人にとっては、さほどの有用性はありません。専門家が、薬物や身体・心理操作を駆使して行う、「治療・援助」に際して、三種の分類を、頭の片隅において欲しいのです。

『治療には終わりがある』

「いのち」には、始まりと終わりがあります。それをマネージしている、重要な機能は「自然治癒力」です。「いのちの自律性の基盤である、自然治癒力」への援助として、「治療」が登場しました。その経緯は、学校制度と相似です。「いのち」が生きて行くのに「学習」が不可欠です。「経験学習」を補い・援助する「文化」として、「教育」が登場しました。教育システムは発展し精緻化してきましたが、個々人については、「入学」には必ず「終わり」があります。「卒業」です。「入学」時点で、「卒業」は一応、想定されています。「学習」は、その後も続きますので、「卒後の学習に寄与する」内容・性質の「教育」、が理想です。

治療にも終わりがあります。種々の終わりを列挙すると、①治療者・患者のどちらかが死ぬと、現存する「治療」は終わります。②治療法や治療者がダメなものと分かり、放棄されることもあり、患者が離れることもあります。「中途退学」です。③成果が挙がり、治療関係が終了すれば「卒業」するのが、通常です。その後、治療の中での学習が、意識・無意識に保持されて、「自然治癒力の学習に寄与する」のが、理想です。この「教育」との相似を治療のモデルにすること、をお勧めします。すなわち、以下のような心得です。①開始に当たって、「卒業」のイメージを相互合意します。②治療における「学習」は、治療者と離れた後も「自然治癒力」を援助します。③「自らの心身特性への認識」が、新たな「治療・治療者」の「選別勘」を育てます。④自らの

「いのち」にとっての、有害事象を避ける、独自の方策を模索する習慣を身につけます。「いのち」には「守り」が必要です。人生においては、さまざまな価値観に由来する「自爆テロ」、からの誘惑に逆らうことは、しばしば困難です。「理想・夢・憧れ」などが、危険な誘惑です。⑤

皆さん、人生の中に、自分のための「特別支援学級」を作りましょう。

第2章　診断作業と治療作業

「まず正確な診断があり、それに基づいて、適切な治療がある」という、医学常識は、自動車の修理の場合には正しいですが、治療・援助を、台無しにしています。生命体は、自身で（無意識裏に）診断・治療をしますし、ヒトはそれがひどいからです。目の前の「個体」は、すでに、自分なりの「診断・対処」を（意識的・無意識的に）「してしまった・いまもしている」在りようです。われわれは、「中途参加者」なのです。その立場にあるものとしては、「まず適切な判断があり、それに基づく、寄り添い・対処がある」と改められるべきです。

「判断」と「寄り添い・対処」は、どれも輪郭が定かでない名称です。「診断」は輪郭の明瞭さを暗黙の裡に要請します。そのせいで、近年の「診断の標準化」の風潮は目に余ります。風潮に引きずられて、「判断」「対処・治療」までもが、明確な輪郭を、暗黙裡に要請される、「標準化」という名の、「貧困化」の昨今です。風潮の大きな原因は、「研究」にあります。研究では、「研究者」間でやり取りされる、情報の輪郭が、定かであることが必須です。しかし、現実に存在する事象やものにはすべて、輪郭などないのです。すべての物品・存在物に、「劣化」という現象があるのは、その傍証です。ましてや、外界との物質のやり取りを絶え間なく行う、のを本質とする「いのち」には、「不変の輪郭」などあり得ません。ここで、根源的な留意点を述べておきましょう。「確かな輪郭は、自然と感覚とを隔てる」ということです。その作用を持つのは「文字文化」です。「文字言語」には、①「輪郭の確かな、本来の文字言語」と②「輪郭の不確かな、感覚起源の、話しコトバの文字化」の二種があります。「いのち」という名の自然、に関わる作業の一員であるのは、「話しコトバ」です。ボクのこの本の記述は、「話し言葉の文字化」を心がけ、輪郭確かなコトバ、を排除するように努力しています。輪郭定かな「診断」と「標準化治療」は、小さな・本質的な、「自然破壊」です。「治療者のたましい、という自然」の破壊をも、もたらします。確かな方法論によって確定した「研究結果」に対しては、「ホーウそうか」と感心し、日常臨床のヒントの一つにする、臨床家の矜持を保ちましょう。ただし、「エヴィデンス」の内、悪い結果のデータは信頼しましょう。「首を切り落とすと死ぬ」は、ほとんどの生物について、百パーセントの信頼性があります。副作用の「エヴィデンス」、に基づく「用心」は、その類です。良い結果という「エヴィデンス」には、「誘惑」の魔力があり、「不確かさ」を隠蔽します。「甘い言葉にご用心」です。今ひとつ、「多数決」を拠り所とする「エヴィデンス」、に馴染み続けると、「少数者切り捨て」の気分・習慣、が「こころ」の内に積みあがってくるのを自覚します。医療は通常、「少数者」のための作業であり、少数者への寄り添いの気分、の上に立っています。それが薄れて、失われて行くのを自覚して、愕然としました。ボクの神経系の特性、に過ぎないのかもしれませんが、「危うきに近寄らず」です。

『診断における、分類・命名作業は治療を阻害する』

診断は、「取り出して命名する」ので、輪郭の無いところに、輪郭を作ります。それをチョット止めて、「幻聴」という体験を思いうかべてみましょう。「思う」から「聞こえる」までが、滑らかに移行している、ことが臨床の事実です。「妄想」についても、一層そうです。すべての体験は、原初においては、「ことば以前の体験」なのです。「医療」の場で、「洗脳」されて、その文化に馴染み、治療者と患者が、「幻聴」「妄想」という用語、をやり取りする状況は、「いのち」の原体験から距離ができていることであり、「フォーカシング」という技法は、原体験へ復帰することで、「体験水準での治療作業・行動」への復帰、を図る技術に過ぎません。「診断・分類文化」の一員であるボクらも、患者の語る体験を、フォーカシング技法で聴くことを介し、「分類・命名作業」の確立以前の、「生の体験・観察」、での所見（の言うに言われぬ味）と溶け合わせることで、目前の人物の、体験の近くにいる、ことができます（「命門で聴く」については、『大谷選手に学ぶ』をご覧ください）。「診断者」でなく「援助者」の自覚でいるときには、「いま・ここ」での、とりあえずの「援助」、をきめ細かく発想できます。「即、薬物」という単純思考、から離脱できます。

ここで、中井久夫先生を想います。超人的「博覧強記」人、とイメージされる向きもありましょうが、いくらか親しくお付き合いした体験から、先生は「感性」の方であった、と明言できます。すべての、一見別世界に置かれている、さまざまな「文字（複数）」の根底にある「体験・事実・味わい・雰囲気」、を感知しておられたので、コトバに「絡めとられる・引きずられる」ことは皆無でした。だから、自在に引用・転用がおできになっていました。先生が伝えたかったのは、「文字化以前の知恵」であり、詩と共通する「いのち」でした。「治療手段・薬物・コトバ」の選択にも、同じ感覚が活躍していました。そのことを、「こころ」に留めて、先生の著作を読んでくださると、先生が喜ばれるでしょう。

『診断名の役割』

以前、『神田橋條治の精神科診察室』（神田橋條治・白柳直子　ＩＰＡ出版　二〇一八）を出版しました。そこに、架空の症例を例示して、それぞれへの考えと対処とを、具体的に語りました。白柳さんの、的確なツッコミで、架空症例の細部が整って、実像の雰囲気となりました（本をお持ちの方は、的確なツッコミのありよう・手本、を勉強するつもりで、再読なさってください）。白柳さんは整体師ですが、日々の現場治療者としてのセンスが、的確なツッコミ技能となっています。「問診のコツ」を学びたい方には、持ってこいの実物例示です。的確なツッコミのせいで、架空の症例が、実体感のある症例群になっているので、その後、同一症例群を、『精神援助技術の基礎訓練』（岩崎学術出版社　二〇二三）にも使いました。さらに充実した、症例像・治療論となりました。今回も、同じ八症例（架空）を使おうかと、思いましたが、気が付きました。ボクの現在の臨床は、現場の、「それぞれの患者ごと」、になっていて、「診断分類ごと」には、なっていないのです。それについて、少し語っておきましょう。

ボクの体感では、「方言」で育った人が、世の中と交わるために、「共通語」を覚え、だけど、「いのち」に関わる仕事は、その個人個人の、「個人語・方言」の世界との関わりであり、「その関わり」のためには、自身の「方言」との関わり、のセンスが役立ちます。「共通語」よりも「方言」の方が、「体感・実感」を纏っているからです。病や治療という、「心身不可分」の世界に居るのに、必要なのです。「海外医療協力隊」に参加されている方々は、標準語・日本語ではなく、「郷里の方言」と「現地人の方言」との交流のイメージを、「こころの内」で使われることがある、のではないか、と想像します。おそらく、「診断分類」も、現地用のもの、が採用されているでしょう。

だけど、この国で社会活動をしているのですから、「共通語排斥」では、活動できません。建前としての「診断分類」を尊重しつつも、「治療の現場」にある間だけは、病者の「心身」と、それに馴染んでいる「個人語」に添うのが、有効です。それには、なにより、「文字言語以前」の、「いのちからの発信」を受信できやすい、「こちらの心身」を準備する必要があります。極論すると、「文字コトバの集合体」である「本」、など書かないのが、本物の臨床家です。同じことを、あの中井久夫先生が、おっしゃっています。

と言ったようなわけで、診断分類に添った記述、はやめにしました。代わって、「状態像や症状」ごとの対応、をお話しすることにしました。これとて、「標準語」ですが、疾病横断的な認知である点が、「まあ、まし」でしょう。つまり、「状態と、それへの対処」として、記述する方針にしました。

ところが、テーマとする「状態像・症状」、を選ぶのに困りました。思いついて、「教科書」レベルのものを、あれこれ開いてみても、適切な記述が見当たりません。「状態像・症状」の項目の著述が、ビックリするほど、貧しいのです。研究活動での必要上、共通言語であるDSM、を作らねばならなかったのは当然です。「これで、どこが教科書だ！」と怒ってみても始まりません。

そこで、敬愛する、原田憲一先生の『精神症状の把握と理解』（中山書店　二〇〇八）に依ることにしました。臨床を自分の人生の立ち位置にする、精神援助者には、必読の書です。先生は取りあえず、下記の状態像を、試案として提示されています。

以下のそれぞれについて、本書では、「状態像の把握」と「治療・援助」の、「方法・技術」とを、ボクの日常臨床の実活動として、お伝えします。

原田が繁用する状態像名

状態像	それに含まれる症状
抑うつ状態	うつ気分、意欲低下、自責など
不安・緊張状態	不安、緊張、心気性症状、恐怖症など
幻覚妄想状態	幻覚、妄想
興奮状態	精神運動性興奮、躁的興奮、不機嫌状態、憤怒、易怒性など
慢性欠陥状態	記憶減退、認知障害（痴呆）、統合失調症性欠陥など
せん妄状態	意識障害

記述の都合上、外来初診の診療としてお話しします。そして、他の場合については、適宜、言及することにします。

それぞれについての、判断・対処は、各論で述べることとし、まず、診療の一般論についてお話しします。

第3章　診療は援助作業である

『治療・援助の順序』

第１章でお話ししましたように、「いのち」は、これまでの年月の間、種々の課題を乗り越えて成長してきました、それなりの、「自然治癒力」の成長・発展もありました。しかし今回、自力では越えられなくなり、助けを求めて、あるいは当人は求めずとも、援助が必要な状態として、われわれの前に登場しています。その要請に応える際の、望ましい順序があります。それを一言で言うと、「まず、援助」です。一般医療で常識・習慣となっている、「まず診断、命名、そして治療援助」という手順が、精神医療に持ち込まれてはなりません。精神医療では、「まず援助」です。一般医療では「暗黙の、常識的人間関係の内容として、援助・被援助関係、がすでに存在し」その中で、診断作業がスタートしますが、精神医療では、「スタート時の関係が、常識的人間関係ではない」からです。一般医療でも、意識障害や性格の特異性で、同様の事態は、稀に生じます。しかし、精神医療では、個々の被援助者にとっての、個性的な、「援助関係の設立」がスタートです。そのためには、まず「現状判断」、は当然ですが、次に「診断分類」をせずに、取りあえずの「個性」と見なし、「移り行くもの」、と前提しておくことが有益です。「いまの精神状態は変わるし、関係も変わるのが通常」だからです。精神医療に馴染みやすい、援助関係作りの心得は、「いま・ここ、から、ともに」です。例えば、入院や救命処置や緊急処置などは、一般医療と共通の、「いま・ここ」からの援助作業ですが、痛み、不眠、落ち着かない、などへの医療処置の場合などは、直近に起こった「苦訴」の場合は、まず処置することで、診断作業のための援助関係を育てます。ただし、長い期間続いている、苦訴・症状は、「処理」の前に「解明」が大切です。まず、本人が体験している「いま・ここ」での苦痛を「聴いて」、フォーカシング的に感じ取ろうとします。相手の感覚が感じ取れるはずはないのですが、感じ取ろうとしている雰囲気、は向こう側へ伝わります。芸術鑑賞と同じレベルの感性作業です。それを欠いた「解明作業」は、隙間風が生じます。「ともに」でないからです。「近過去」における「苦痛・悩み・症状」などの、時間経過は、大切な情報です。「近くから、遡行的に、援助の順番を、こころに描く」ためです。

『治療関係という関わり』

精神科医療における、「病む人」への治療・援助手順に、二つの原則があります。そのひとつは、「いま・ここ、から」です。言い換えると、「表面から深層へ、現在から過去あるいは未来へ」です。もう一つは、「ともに」すなわち、「いのち」の「病んでいない部分、との共同作業」です。当然、病んでいない部分への「援助・寄り添い」、も必要です。何より、「治療協力者」部分への援助、が第一です。この原理は、一般医療でも、同じ構造です。ただし、精神科医療では、協力者機能と病理との分離が、しばしば、困難です。協力者機能を明確化するための方策は、①治療者像・治療の場の明確化と提示、言い換えると、援助者・被援助者の「現実関係」の確立、②治療情報の現実の公開、です。①については、治療者の体調変化、などの個人情報を伝える習慣や、いま・ここの、治療機関の構造・機能の提示も含みます。動かせないものです。②は、薬物や治療法など、共同作業で動かせる、「もの・こと」の情報を伝えることです。いまはスマホがありますので、当人に検索させたり、写真を撮らせたりすることでの「現実情報」が、場の安定に寄与します。折々の薬物の内容などは、丁寧に開示することが有益です。患者が勉強できる書籍、などを教えることも有用です。当面の「見立て」と治療計画とを開示し、疑問点を語ってもらい、話し合うことは、今後の治療関係のモデル提示、すなわち現実関係の育成となります。

以上はすべて、「リアリティの確立」のためです。さらに、患者自身の治療の工夫を奨励し、患者のアイデアも提示してもらって、組みこむ工夫をすると、「共同作業・ともに」への導入となります。最も普遍的なのは、「通院頻度の話し合い」です。「そんな時、どうしてますか?」は、患者の対処活動を問うているのであり、リアリティ確認・確立のための、標準操作でもあります。

以上の関わりは、実際には、患者が、治療者を含む「現時点の他者」、への「疑念、関心」、を持っているらしい雰囲気のときに、折々に・控えめに少量ずつ、「開示・提示」します。これらは、第1章の『治療と養生』の①「妨害除去法」の第一歩です。ただし、初対面時の患者は、しばしば、混乱状態にあり、いのちの、自然な「警戒機能」すら、失われていますから、「治療関係に誘う」のは後回しにし、第4章でお話しする、「邪気の認知」作業を、まず入念に行うのが、適切な場合がしばしばです。

前提として、次のことをお話ししておきましょう。生体・「いのち」は、絶え間ない「自然治癒力の活動」を、「からだ」としては「認知している」、ということです。他方、脳は、生活の必要上、取りあえず、「からだ」による「認知」、を無視（無意識化）する「諸方策」、を学習して、成人となっているのです。「健康よりも当面の生活を優先」、しているのです。必要悪としての、「感覚鈍麻」です。当然、「外界からの、いのちへの影響」の無視となりますが、意識が無視を行っているだけで、「からだ」は無視をできませんので、「邪気」として、保持・表出しています。幸い、援助技術者としての「治療者」の「からだ」は、邪気を認知できます。「いのち」にとって「無理な内部環境」を維持しながらの、「社会的成功、その代償としての不健康」、を察知できます。この、「からだ」が本来の機能として行っている、両者の「からだ」の「感知・対策」を意識化し把握するのが、「邪気の認知」です。この技術が、ボクの診療の、必要・不可欠・核心となる、「技法・技術」ですから、第4章で詳細に論じます。

それよりも、診療の現場で必須の技術は、「患者の身になる技法」です。これについては、『精神科診断面接のコツ』（岩崎学術出版社　一九八四〔追補版一九九四〕）に、詳細に記述していいます。本書のこれからの助言は、「患者の身になる技法」を、すでに習得されている、との前提でお話ししますので、まず、そこから修得してください。さもないと、これ以後の助言は理解困難かもしれません。「患者の身になる技法」を、すでに身に着けている治療者の、初診時の出会いの一例は次のようになりましょう。

『援助がスタート』

「診断・判断」は、論理上は、「援助」に先立ちます。その「信仰」が、出会いの体験を貧困化、ときとして破壊しています。むろん厳密には、出会いの当初にも当然、「所見」があり、それによって、こちらの接し方が選択されます。入室した患者に、「椅子はそこで、いいですか？」と問うなどは、「援助」です。その際の要諦は、「言葉・論理」の介入以前の、一方的な「所見」と、その「活用」です。坐る位置を定めるのに「とまどう」、の「気配」を、こちらが察知したからです。「患者の身になる技法」が身についている治療者にとっては、自然な振る舞いです。そして、関係が成立後は、「まず援助」が、基本方針です。個々の状態像への、対応の基本形、は後述しますが、共通するのは「まず援助」、ここでは「椅子選びへの援助」です。その援助への、患者の反応形状で、さらなる、判断の絞り込みができます。ですが、理想的な援助作業は、「所見と判断の共有」です。できれば、「対処の共有」をも含みます。椅子の位置を問うのは、すべてを含みます。以後も、「いま・ここ・ともに」を堅持します。それら「援助」の、当面の目標は、「いま・ここ」での、患者の「自立機能の増大」です。「援助と自立」は、コトバ上は矛盾と見えますが、「育児」がモデルだと考えると、納得してもらえましょう。所見と判断と対処との、「いま・ここ・での」共有作業が、健全な自立機能を育て・回復させ、治療共同作業のパートナーを育成するのです。そして、最終的には、「自立機能の増大」へと発展するのも、育児と同じです。

身体医学を発祥とする、これまでの医療では、診察で得られる「所見」と、それに基づく「判断」とを、医療者が占有するので、互いが保有する、情報量の格差、が増大する傾向があります。近年の、「シェアード・デシジョン・メイキング」の提案は、格差の是正を促しています。「いのち」の機能のうち、「精神」と呼ばれる領域は、「自立」を旨とします。そもそも、「自立機能の増大」は、「生物進化」の中心テーマであり、「精神」は、その最終成果だから、当然です。「自立の増大」は、健康な「いのち」の要素です。ですから、「所見・判断」の共有と、それに基づく「援助・治療」の、話し合いと納得（意見のやり取り）は、「自立育成」の理想形です。

と言っても、「所見・判断」の共有は、しばしば困難ですが、その基本である、「感覚」の共有は、多くの患者で可能です。五感のうち「触」と「味」は、互いに直接に対象と接しての、「所見・判断」なので、被治療者・治療者の共有世界です。「嗅」も、まあそうです（漢方薬と患者の心身との相性を診るのに、味・嗅、が役立ちます）。「見」「聞」は、対象と離れているので、感覚の一致が覚束ないでしょう。「思い」などは、距離さまざまです。しかし、治療作業では、何かに触れたときの、「いのち」の反応、すなわち「快（気もち良い）」「不快（気もち悪い）」だけが、まず必要な、共有体験ですから、その感覚を尊重することで、「いま・ここ・ともに」の反応、の共有は、可能です。

第4章　『邪　気』

「患者」として、ボクらの前に登場する個体は、「病む」の長短・軽重の差はあれ、現時点では、自然治癒力と自助努力では不十分、の状態ですから、意識・無意識に、「援助」を求めている「いのち」です。その「いのち」への、初対面での、望ましい対応は、「援助の雰囲気、を微かに漂わせながらの、観察」です。すでにお話しした「椅子を勧める対応」は援助の操作ですが、目的はそれを介しての「観察」でもあります。そして、入室直後の「観察」の意図は、診療場面に登場・参加する直前の生活状況、での状態水準、の把握です。その把握作業においての核心は、「邪気の認知」です。心身の全体像は、場面とのなじみ具合で変転しますが、「からだ」が発する「邪気」、は比較的に安定していますので、以後の治療場面での、最も頼りになる「視界・所見」です。これを欠いた関わりは、「地図（知識・理論）頼りの」、言い換えると、盲目・空想・文字だよりの、「援助」になります。現在流布している、「マニュアル医療」の、本質的で救いがたい欠陥です。

『邪気について』

ボクの著作のほとんどは、「論述」ではなく「ハウツー本」です。行いへ誘う語りです。治療のハウツーについては、『精神療法面接のコツ』（岩崎学術出版社　一九九〇）の、「トレーニング」「落穂ひろい」に、充分に書いていています。だけど、あそこで語っているのは、「こころ」の領域のみです。「病む人への治療」の、「からだ」への治療術は、完全に欠落しています。それを補うのは、『精神援助技術の基礎訓練』（岩崎学術出版社　二〇二三）です。今回の、この本でお話しするのは、「心・身」を標的とする、治療の「ハウツー」です。その中心技術は、「邪気」の認知と、「邪気」に導かれての、治療操作です。ですから、まず、「邪気」それ自体を、「理解」し、「把握」できるようになってもらわないと、あとの記述は、あなたにとって、「チンプンカンプン」です。

「邪気」の本質は、恐らく、「いのちの奮闘」でしょうが、治療者が、現象として捉える「邪気」は、われわれが、対象へ注意を向けた際に、こちらの「からだ」に生じる「不快感」、を対象へ「投影し」、その対象が邪気を発している、と認知しての描写です。例えば、われわれが何かに「目を向けた」際に、こちらの網膜に生じる「色感」を、その対象物に「投影し」、対象物の「色」だ、と感知するのと同じです。ですから、「邪気」を感じることができないのも、「色盲」という現象、と同じです。幸い、ほとんどの動物は、「邪気」を感知することができるようです。「気配」は「広い邪気」の認知です。「危険を察知し・避ける」のに役立ちます。ですが、日常生活の必要上、学習・採用された、「無視」機能、を撤去し、「素のいのち」となることは、こちらの、「健康のためのバリア」を薄くします。「相手の身になる」機能、を封印しているバリアは、こちらの日常生活を護っている、対外バリアでもあります。これについては、『心身養生のコツ』（岩崎学術出版社 二〇一九）をご覧ください。「外界邪気の認知」のために、バリアを薄くする、練習・実施は、「治療者」として作業している間だけ、に限るのが、自身の「生活・健康のため」です。ただし、自らの内なる「邪気」、を認知できるようになると、自身の「いのち」に有害な環境を避ける、「付き合いの悪い人」になることで、「独自の健康術」とする余得はあります。「身のため」です。当然、非社会的となり、「付き合い・出世・収入」は薄いものとなりましょうが、「健康あっての物だね」、と納得しましょう。

『邪気の病理』

「邪気」の所在と大きさと濃淡を、「観る」ことができるようになると、その本態・本質についての疑問、が生じました。その答えは、偶然に得られました。

ボクは、「脳梗塞」の現地を、正確に「観る」ことができるようになっていました。MRIで確認し、血栓融解のサプリ「ミハラ・ルベルス」の、適応の有無は、ミハラ・ルベルスのカプセルを近づけて、邪気の濃さが薄れる、ことで判定します。投与により、二年ほどで邪気が消えました。再度のMRIで、空洞のようなもの、が確認できました。そのことから、「邪気」は、生体の自然治癒力の、奮闘の表出であり、「奮闘・努力」が終了すると消失する、のだと判りました。言い換えると、「邪気の濃淡」は、自然治癒力の苦闘の濃淡であり、状況の深刻さと生体の奮闘・努力との関数である、と考えることにしました。ここで、「臨死臨床」に携わっておられる方々へ、お訊ねです。上記のボクの推論が正しければ、「永眠」の瞬間、の少し前に、「いのち」が活動をやめて、「邪気の無い」、安らかな全身状態、が訪れるのではないか、それを「延命処置の不要・拒否」という、「いのち」からの要請・サイン、だと理解できるのではないかとの、ボクの空想、の可否をお尋ねしたいのです。「永眠」の日が遠くない、老人からの期待です。

ところで、僅かな脱臼、の新鮮部位からは、猛烈な痛みと邪気が感知でき、整体の施術により、邪気と痛みが軽減・消失します。標的とした局所の邪気が消失すると、ときとして、今まで何もなかった、別の場所に、邪気が出現することが、あるのです。病者の記憶で、以前にそこに外傷を負って、シップなどで治癒して、しばらく後に、いまの局所の痛みが生じたとの、歴史経過が語られることもあります。古い外傷による歪みを庇うべく、いまの歪みが生じたと考えられます。その発想が、治療に、画期的な進展をもたらしました。それについては、治療技術の章でお話しします。「白柳整体」への開眼です。

『邪気認知の手技』

人のからだは（おそらく細胞は）、相性の悪い外界と接すると、「邪気」を発します。しかし、脳は、それを無視する修練を積んでいます。脳の能力である、「無視の壁」を突破して、目の前の「心身」の、好き嫌い（相性）反応を見ることで、薬物その他との相性を判断する手技が、いろいろあります。①大村恵昭先生創案の、「Ｏリングテスト」、②入江正先生創案の、「入江フィンガーテスト」があり、広く用いられています。ボクも、③「指タッピング」、④「舌トントン」、⑤「脳の直接感覚」などを考案しました。『心身養生のコツ』（岩崎学術出版社　二〇一九）をご覧ください。どの手技も、術者の身体内部の「整い」、が乱された結果、を感知しているのですから、それらを行ないながら、自分の身体感覚（特に、脳幹周辺と目の周辺の快・不快）に、注意を凝らす練習を続けると、テストで「ＮＯ」となる時は、自分の身体内部感覚が、「曇った」「気の流れの停滞」の気分、自覚的体感としては「しかめっ面」、になりますし、「ＹＥＳ」となる時は、身体内部感覚が、「爽やか」な、「気の流れの再開」「目パッチリ」の気分になる、ことに気づき、次第にテスト不要で、触ったり注視したり、仕舞には、目を閉じて注意を向けるだけでも、電話で声を聴きながらでも、判定ができるようになりました。「座頭市の境地」です。要は、「自分の心身をセンサーにする」技法であり、それを「投影して」、外界の「邪気」だと、認知するだけなのです。その気づきから、⑥「８の字センサー」と言いう技法、を考案しました。

詳細はすべて、『心身養生のコツ』（岩崎学術出版社　二〇一九）に解説していますので、ご覧ください。現在のボクは、「8の字センサー」もやめて、視線や感覚を探索針のようにして、相手の局所の「邪気」、の広がりと強弱を、「観る」ことができています。さらに進化して、幻の探索針を操るようになり、電話の向こう側の人、のイメージを標的に、邪気の探索や施術、を行うこともできます。みなさん、この水準までを目指して、修練してください。本書の、これ以後の、すべての治療手技・作業の基盤です。いまのボクの感触では、相手の心身の現状や推移を、リアルタイムで感知できている、感触です。翻って、多くの治療者が行っている、マニュアルに従っての診断・治療は、「地図だけが頼りの、目の前の状況が見えないままの、暗闇での登山」、の味わいです。予想外の結果が出て、「そんなはずはないのだが」と呟くなどは、職人失格・「知識人の世間知らず」、だと密かに思います。すべての動物が駆使している機能、を失った、デジタル生物・人間です。邪気が観えれば、はじめから、そんなことやらないか、途中で止める、はずです。ただし、行っている治療の手技と、対象にしている目の前の生体との、ピンポイントでの適合・不適合、を正確に確認・判断するには、「センサーとしての気の鍼」と「判定のための舌トントン」が必要です。それについては、章を改めて説明します。ここでは、一般診療に必要な、「邪気感知の活用」をお話しします。この手技を身に着けるだけで、診断・治療が、「現地を見て、確認しながらの登山」に変貌します。なぜなら、「病」という「邪気総論」が、「局所の邪気」という各論水準、へと細密化するからです。

『治療操作の指標としての、邪気の消長』

初診であれ再来であれ、患者と対面して、いまだ会話が開始されない時点、すなわち、「素の状態」でも、「観察」でき、把握できる、「邪気」が有ります。「一瞥診断」です。そこで把握される「邪気」の消長は、おおむね、患者の自覚と同期する、いや、しばしば、患者自身よりも敏感な、病状のセンサーです。したがって、あらかじめ「一瞥診断」で把握しておくことは、以後の治療操作の、導きの指標です。以下に、順不同で列挙します。

①**全身の邪気**──皆さんが、「様子」「雰囲気」などと言っておられる、味わいです。「患者の身になる技法」を、意識して鍛錬することで、シャープになります。呼吸のリズム、なども感知できます。少し慣れると、「左半身と右半身」「上半身と下半身」の、いずれに「邪気」が濃いか、を一瞥診断することで、以後の診療の進め方や、話しかけのヒントになります。

②**帯状回の邪気**──フラッシュバックの、有無を判断します。『精神援助技術の基礎訓練』（岩崎学術出版社　二〇二三）をご覧ください。

③**ブローカー中枢下縁の邪気**──発達障害のサインです。正確には、ミラーニューロンの疲弊です。これも、『精神援助技術の基礎訓練』をご覧ください。

④**全身あちこちの邪気**――身体の「とりあえずの、苦痛」の場所です。一瞥診断の細緻化です。これをできるには、多少の熟練が必要です。各人の、資質と実施訓練の回数次第です。

⑤**胎児期の愛着障害**――『心身養生のコツ』（岩崎学術出版社　二〇一九）に、詳しく説明しています。はじめは、実際に、「幻の竹串」を差し込む、イメージ動作が必要ですが、慣れると、こちらの手足を全く動かさない、純粋のイメージ作業として、行えます。

⑥**幻の円盤**――『心身養生のコツ』（岩崎学術出版社　二〇一九）に書いている、「円盤の気功」を、診断に応用したものです。『心身養生のための経絡・ツボ療法』（創元社　二〇二〇）にも、具体的な使用法を、丁寧に書いています。レコード盤のような、「幻の円盤」を、頭頂から「0歳」と呟きながら「1歳」「2歳」……と下げて行きます。「2歳」が眉の高さ、「4歳」が耳、の高さになるようですが、術者による個人差がありましょう。はじめは実際に行い、熟練して、イメージだけでできるようになると、初対面の時に使えます。「愛着障害」を含めた、「心的トラウマ」の、体験時年齢を推定できます。ちなみに、13歳前後に「邪気」が検出されたら、「双極性感情障害」を疑います。その前後の年代が、発症好発年齢だからです。

以上の観察はすべて、「幻の竹串」と同様、イメージだけでできるようになりますから、出会って、会釈をして、直後の会話の開始前に、以上の「邪気の把握」をしておくと、病態の、おおよその構造を、あらかじめ把握しての面接、になります。それは、地図でも航空写真でもない、現実対象の本質構造の、「観察把握」です。

以後の、すべての働きかけへの反応を、「邪気の消長」で判定します。「生体の苦痛の気」、と名付けても良いでしょう。

『薬物への反応』

ボクは、小さなビニール袋に、「抗精神病薬」「抗うつ薬」「眠剤」「気分調整薬」「抗パーキンソン剤」「抗てんかん薬」「頻用する内科薬」などを各一錠、小分けのグループにまとめています。その小袋を、脳や標的の臓器に近づけると、「スーッと」脳の邪気が薄れる、時があります。そのグループの中に、生体が好む、すなわち、「自然治癒力」を助ける薬物、が混じっているのです。小袋から、薬をテーブルに出して、特定の薬物（邪気を減らす薬）を特定し、あとは、局所の近くで「1、2、3……」と振ることで適量を推定し、Oリングで再確認して、処方します。巷間（学術知見として）言い立てられている、いろいろ複雑な、脳内ホルモンとシナプスとの関係、はあまり気にしません。何より、副作用の「予知法」が、全く記述されていないからです。あらかじめ「からだ」が忌避する薬物は、当然、薬理作用の種類を問わず、副作用の危険があります。ですから、目の前の身体が選ぶ、方が安全だと思っています。漢方薬は、ツムラの一覧表が、個々の薬方の「気」を微かに出しているので、その「気」と患者の「気」との相性で選び、念のため、サンプルで確認し、量も決めます。最後に、全部の処方を一括して、生体が拒否しないことを確かめます。ボクは、複雑な処方や、大量の処方をしないせいで、この手順で、日常診療が間に合っています。処方薬の幾つかについては、患者自身で減量する、ことを勧めたり、Oリングテストの練習をしてもらったりします。処方をキチンと飲む人は少ない、ことを知ったので、自分で加減して差し支えないものと、加減したら危険なものと、を教えてあげると、投薬⇩服薬作業に、自身も参加し、判断し選択している気分、が心地よく、全面怠薬も減るようです。そして何より、自分の薬を、インターネットで調べることを推奨します。知的生物であるヒトでは、「寄らしむべからず、知らしむべし」が、何よりも、「自立の訓練」です。知的生物ですから、無知の状態のままで、「自立」は無理でしょう。薬は食品ではないから、毒物の親戚である、と告げたりします。

それにしても、数種の薬物の混ざり合ったビニール袋の中で、有効なものは1剤で、あとは害のあるものなのに、それらへの拒否反応ではなく、役立つものへのOK反応をするのは、病んでいる生体が、「助けになる」もの、を請い求めている証であると連想し、切ない気分になります。そこから連想して、たいして役に立たない治療者でも、僅かに有効な機能を混じていれば、患者が良くなる、のが精神科医療では、普遍的なのだろう、と連想し、「プラシーボとしての治療者」

だと、謙虚な気分になります。「イワシの頭も信心から」です。「陽性転移」という、専門用語もあります。

薬物治療については、第8章で、再度お話しします。

『邪気認知の、診断への活用』

診察に現れる患者の多くは、亜急性・慢性期の病者です。積年の、病と自然治癒力との闘争との混合が、本質の病理です。その場合、「こころで起こる、こころの病気」の割合も、「こころで起こる、身体の病気」の割合も、少ないものです。頻度が多く、治療しやすいのは、「からだで起こる、からだの病気、で起こるこころの病気」です。まず、その可能性から、診断・治療を開始しましょう。必ず、「嬉しい・納得できる結末」が得られます。密かな病態、を発掘するのに、「邪気の認知」は、決定的に有用です。ことに、「脳組織周辺、の病気」全般、がそうです。中枢神経系では、「機能不全・低下・亢進」のみ、が表現型であり、「痛み・苦痛」というセンサー、が働かない病態、が多いからです。「椎骨動脈血栓症」を、完全閉塞の以前に察知し、脳外科に紹介できたときの悦び、は格別です。「小さな脳梗塞」もそうです。ヒステリーと誤診されていた患者の側頭葉に、「邪気」をみとめ、「てんかん」診断に至ることもあります。冠動脈の狭窄も、「局所の邪気」を発します。「梗塞」を予知できます。最も日常的なのは、向精神薬の副作用です。問題になっている薬のサンプルを、脳に近づけて、脳が、猛烈な邪気（拒否反応）を示したら、除去です。拒否は、「自然治癒力」の主要機能です。「いのち」に良いものを、「からだ」は拒否しません。逆に「こころ」は拒否しているのに「からだ」が受け入れる場合もあり、患者の「感知能力トレーニング」となることは稀ではありません。

脳神経領域に限らず、身体全般の病理の診断に、邪気認知が役立ちます。要は、「自然治癒能が懸命に苦闘している局所」、を察知する作業です。これを日常に頻繁に行うのは、のちに紹介する、「CTごっこ」という技法です。「イメージの気の円盤」、を使って探索し、次の検索や、他科への紹介、に進みます。身体の「どの部分」が、「その薬」をいやがっているか、言い換えると、どんな副作用がでそうか、も予測できます。ことに、食養生や漢方治療で便利です。

『邪気認知を使った、治療手技』

頻度から言うと、邪気の認知、が最も活躍するのは、薬物の選択です。それについては、前述しました。いろいろな薬物や、サプリが溢れている今日では、副作用の認知も大切です。時には、薬やサプリを、目的の場所に近づけると、身体の、離れたある場所に邪気が生じることで、副作用の性質を予測する、ことさえもあります。もちろん、確かめたりはしませんから、ただの警戒・用心です。この水準までは、誰でもすぐにできるようになりますから、役立ててください。

胃腸薬やシップなどの選択や、飲食物の、ことに健康食品の選択には、持ってこいです。もちろん、衣類や書籍などの採否にも使えます。書籍の天や小口（側面）に、薬指を当てて判定すると、自分の心身に、「有益か有害か」を判定できて、その本を拒否することで、無駄な出費と、読まなくて身近に置くだけでも健康を害する危険、を避けることができます。これらの「診断能力」を患者に伝授することは、この上ない「援助」です。最も困って迷っていること、への対策法の技術ですから、「やまい」が消えるまでは、最も必要な、以後の人生での健康維持、のための技術の習得です。

ここで、特記しておきたいのは、『過敏体質』ＨＳＰの増加です。『発達障害』との併発が多いので、そこでお話ししましょう。

邪気は、自然治癒力の奮闘が発するものですが、その病態が、原初の病理ではない、こともあります。『邪気の病理』のところでお話ししましたように、まず原初の病理があり、それへの対処として、第二の病理が生じている場合、がしばしばあります。人は直立歩行をしますので、重力のかかる、下半身の病理・歪み、が生活への支障が大きいせいで、それへの対処としての、生体の哀しい工夫・努力が、上半身の病理・歪み、を生じたり、脳の邪気を生んだりします。『治療操作の指標としての、邪気の消長』の、①に紹介している、全身の左右差は、その一例です。「からだで起こる、脳の病気」、の典型です。以下に、邪気認知を使った治療手技を、順不同で紹介します。

① **フラッシュバック**――心的外傷の記憶、が噴出する現象です。『心身養生のコツ』（岩崎学術出版社　二〇一九）に、治療法を書いてあります。漢方薬を使った「神田橋処方」は、すでに流布し、インターネットで、検索できます。『心身養生、もっと工夫を』（岩崎学術出版社二〇二三）に、変法の工夫を紹介しています。さらに進歩した治療手技は、「巻き簾の気功」と「筆の気功」です。『精神援助技術の基礎訓練』（岩崎学術出版社　二〇二三）、『心身養生、もっと工夫を』49章、をごらんください。

② **白柳整体**――足趾の瘢痕が源で、それに対処する、自然治癒の「苦し紛れの」努力が、脳を含めた上半身の歪みを来し、邪気を発している病理が、しばしば見られます。「膝痛」「腰痛」の半数以上が、この病態です。膝から上に把握した邪気に、注意の半分を留めたまま、『邪気の認知』⑥の「幻の円盤」を使って、足先から、下半身を上向するように検索すると、多くの場合、足趾先に邪気を認め、そこへ気を送る（ジーッと注意を向ける）と、患者が自覚している痛み部分、の邪気が薄くなるので、因果関係が確かめられます。因としての足趾の邪気は、真ん中に「芯」があり、回りに邪気が有る、レコード状です。竹串を使って「芯」とその周辺をほぐす、やり方について、『神田橋條治が教える、心身養生のための、経絡ツボ療法』（創元社二〇二〇）に、詳しく書いています。施術開始の瞬間に、自覚部分の邪気が薄れます。

白柳整体は、全身の瘢痕の連関を「観て」の、高度な施術ですから、素人が真似できませんが、十本の足趾先の外傷性瘢痕、が実態である場合は多いので、お風呂上りに、すべての足趾先端を、足底側まで、揉みほぐし柔らかにする習慣を行うと、高度な技術である白柳整体を真似た、素人が全身をほぐす養生法、となります。さらに勉強したい人のために、白柳師の著作を以下に示します。

白柳直子『身体のトラウマ　ケガによる変形の痕を修正する方法』（大阪公立大学共同出版会　二〇〇九）
白柳直子『身体の話』（大阪公立大学共同出版会　二〇一四）

③『片足ケンケン』――白柳整体の初歩を日々行っていて、

「なぜ、足趾先に、瘢痕ができるのだろう？」と、疑問になりました。そこから、大発見がありました。直立してもらって横から観察すると、身体の中心線が、前方へズレている人が、とても多いのです。当然、重心が前にかかりますから、それを支えるべく、足趾先を曲げて、バランスをとります。その姿勢での、日々の歩行が、足趾先の瘢痕となっているのです。これへの対処としては、「片脚ケンケン」という技法があります。立って、片足で四回ずつ「ケンケン」をするだけです。体重の重心が脊柱の中央に移り、背中側の筋肉の緊張が緩み、首が楽になり、左右の腸骨が、前方回転します。当然、足趾は解放されて、自由に動けるようになります。

ここで、とんでもない発見がありました。テレビで大相撲を観ていて、重心が脊柱に乗っていない力士のほとんどは「膝サポーター」をしているのです。ぶつかり稽古で、意識が（体重も）前に懸かってしまうからでしょう。当然、背中側が「虚」になります。昨今、「打っちゃり」という、土俵際の技が見られなくなっているのも、背中の筋肉の「虚」のせいでしょう。「片脚ケンケン」を教えてあげたくなりました。

④ 発達障害——六〇年昔、精神科医になりたての頃、「馬鹿の一つ覚え」という警句は、治療のアイデアを産まないので、「一芸に秀でる者は、一芸にしか秀でない」と言い換えて、若い患者の、人生指導に使っていました。その後、「発達障害」の概念が登場し、ミラーニューロンの三角形、が言い立てられました。いまでは話題にもなりませんが、流行らなくなったのでしょうか。三角形の一つの角が、ブローカー中枢の下縁にある、との記述があり、ボクはそれに相応する、左前額部に「邪気」を感知できることに気づき、それを診断の指標として、診療しています。「発達障害の、一瞥診断」です。『精神援助技術の基礎訓練』（岩崎学術出版社　二〇二三）をご覧ください。その後、発達障害は爆発的に増大して、関連の図書も洪水のように、書店に溢れています。それらの本の多くは、先に『邪気の病理』のところで紹介した、「本の側面に指を当てる」診断法で判定すると、「邪気」が噴出している（こちらの「いのち」が拒否する）、有害図書です。拒否しましょう。ボクも、『発達障害をめぐって』（岩崎学術出版社　二〇一八）を出して

おり、診断・治療・養生についても、当時の水準での知見、を書いています。その中に、書評などの形で取り上げているのは、すべて優良図書です。お勧めします。最近出された『発達障害グレーゾーンの子の育て方がわかる本』（広瀬宏之 講談社 二〇二三）は、特にお勧めです。

特記しておきたいのは、発達障害の脳も、懸命に発達しようと努力しており（それが、邪気の表出となっています）、他方、発達障害の原因の最大のものは、環境汚染、特に農産物の薬品汚染でしょうから、薬物や食品添加物などの化学薬品は、脳の自然回復・成長の努力を挫く、と予想できることです。試みに、発達障害者の脳の邪気に近づけてみると、脳が、それらをひどく忌避することで判定できます。これについては、『邪気の病理』のところで述べています。「脳に近づける」診断法です。特に、食品全般の買い物のときの習慣にしましょう。さらに、医師から、治療薬として処方された薬も、「脳を無理やり静かにする作用を持つ・発育阻害物質」かもしれない、と脳に近づけて判定しましょう。

逆に、脳の成長を援助するのは、その子の「一芸」を見出して、それを援助し、成長させることです。「一芸に秀でる」活動では、他の機能も、「僅かに参加させられて」、活動させられるので、少しずつ成長します。ノーベル賞受賞者の多くは、軽度発達障害の脳ですが、後年、素敵なバランスの、精神機能を発揮しておられます。

何より特記しておきたいのは「過敏体質」ＨＳＰです。発達障害者の多くがそうです。通常の人では耐えられる程度の有害刺激で、心身が混乱する体質です。食品、薬物、に止まらず、電磁波、衣類、壁の材質や塗料、人物、その他、数え上げるときりがありません。泣き止まず母親が困り果てる赤ん坊では、是非とも、「過敏体質」ではないかと疑い、あらゆる身辺の環境を、有害ではないかと検査（舌トントンを含めた、諸検査法を習得してください）して、除去してください。成人の場合は、自身で検査法を習得して、避けることを習得してください。この修得には、特別の価値があります。自身の「日々の生きることへの苦労」へ、自力で診断・対処できる能力は、「自立」の悦びです。ひいては、他者への助言・援助にも発展します。その行動が、発達障害者の脳の発育訓練に最適なのです。ノーベル賞受賞者の発育と同じです。さらに、これは、ボク自身の人生体験でもあり、この本の基盤でもあります。「発達障害バンザイ」です。

付記しておきたいのは、上に述べた、ブローカー中枢下縁の邪気は、カウンセラーや企業経営者にも、しばしば見られることです。ミラーニューロンは、「忖度」という、日本社会での対人関係で、必要にして不可欠の機能、を司るので、上記の職種では、発達障害は無いのに、「過労」となるのです。ですから、可能ならば、発達障害者には、外国生活がお勧めです。そのことから、若いうちは、「日本的対人関係を避ける」、のが、日常の消極的健康法である、との知恵が得られます。マラソンや山登りや、絵や彫刻や機械いじりなどを、「一芸」として、趣味とし、熱中するのです。「熱中」こそは、「脳トレ」の極意です。多くの「研究」活動は、発達障害者に、「脳トレ」の効果を持ちます。ノーベル賞受賞者の人生は、その好例です。

⑤ **心的トラウマ**――これについては、ボクの「脳の治療」の、スタートとなったテーマなので、『心身養生のコツ』（岩崎学術出版社　二〇一九）、や『精神援助技術の基礎訓練』（岩崎学術出版社　二〇二三）や、あちこちで、詳しく語っています。そちらをお読みください。だけど、ここで一点だけ、加えておきましょう。「トラウマ」とは、いまだ、豊かな「経験」として組み込むことのできていない、孤立状態の体験記憶です。その未成熟体験は、二種に分けられます。「抑圧され無意識化された体験」と「抑圧ができず、意識の中の異物となっている体験」です。そして、無意識化を解除して、意識野に引き出し、意識された「経験」と化すのが内省精神療法であり、異物化されている体験を、「我が体験」として、無害化するのがトラウマ治療であり、ついには、すべては、豊かな「人生経験」として、組み込まれることが、「治療の目標・成熟」である、という、大前提を、こころに留め置きましょう。「特異な・豊かな、人生体験」として、活用されるのです。二種の成熟が達成された結末は、歴史上の多くの「偉人」として、衆知の姿です。

『邪気に導かれての治療』

繰り返しますが、邪気は生体の自然治癒力の、奮闘の現場です。したがって、邪気が薄れ・

消失するのは、自然治癒力の活動停止の徴です。「消失」は、相反する、二つの事態の結果です。①作業終了です。すでにお話しした、脳梗塞が空洞を残して納まった、のは一例です。「一応の治癒」です。いまひとつは、②自然治癒力自体の衰微です。ギブアップです。臨死の場合は一例です。

典型的な自然治癒作業の表れは、「炎症」です。炎症は、さまざまな「不快」を伴い、他へ波及し、さらなる病の因となったりするので、「抑制処置」をしたくなります。現行の多くの「治療」が、炎症の「抑制処置」である、ことは重要です。その「治療」が、自然治癒力の奮闘・努力、という本質部分までをも「抑制・排除」するのでは、「何やってンだ」です。ことに、「脳」という臓器の、努力・工夫・模索も、炎症の一種だとのエヴィデンスが明らかになり、それは素晴らしい知見ですが、「全面抑制」「完全鎮静」の方策を企図しての処置は、「自然治癒力抑制」の作用、ともなることが危惧されます。向精神薬の「維持療法」が、自然治癒力の「復活努力」への「抑制処置」、すなわち「慢性化・陳旧化誘導」となっている、かどうかの見定めは、難事です。このとき、「邪気に導かれての治療判断」という考え、が役立ちます。「Oリングテスト」などの、「気のテスト」を使って、「いのちの声を聴く（忖度）」ことで（具体的には、薬物を脳に近づける手技で）、薬の「要・不要」や「必要量・減量」、を判定できます。該当薬物が、「自然治癒力」と敵対関係になっている状況です。

局所に直接作用する「向精神薬」、に追加される、薬以外の養生法は、自然治癒力の援助になったり、共同作業者になったりする、ことを期待されています。どちらにせよ、良い作用のときには、個体が「気持ちが良い」と反応します。ただしそれは、「生活のための感覚無視」という哀しい習練、が少ない、感覚の健全さを維持できている個体、に限ります。多くの、健康者も病者も、生活の中で、「感覚鈍麻」という学習・習練体験、が身についていますから、本来の「いのちの感覚」に立ち戻るまでは、治療者の援助・処置が必要です。

最も簡単なのは、その物品を掌で握って、全身が「気持ちいい・悪い」を、患者自身の「からだ」が判定することです。熟練すると、身辺のすべての物品、さらには、身辺の電磁波なども、判定できます。それについては、章を改めてお話ししましょう。

『CTごっこ』

健康のために、人間ドックを毎年受診する、健康志向の人があります。だけど、多くの人は、いろいろな理由で、縁遠くなってしまいます。ボクは、『「心身養生のコツ」補講54〜104』（岩崎学術出版社 二〇二二）の第58講ですでに紹介した、「気の膜の円盤」を使って、頭の先から足先まで、を点検する、技法をお勧めしています。イメージのCTスキャンです。邪気を認知したら、円盤の角度を、あれこれ動かすことで、邪気の局在、を絞り込みます。把握がピンポイントになったら、本書に紹介している、あれこれの処置を試み、その反応で、必要と判断したら、その局所に対応する医療機関、を紹介すると、手遅れを防止できます。癌や梗塞などは、小さくても、それに対処する自然治癒力が、それなりの大きさの邪気を発しますので、早期発見になります。

『大谷選手に学ぶ』

大谷翔平選手が二年連続MVPという、偉業を達成されました。連日、テレビ画面で、投球・打球、それぞれの動きが、繰り返し放映されます。力強さ・滑らかさ・しなやかさ・整い、幾度見ても惚れ惚れします。気がつきました、何よりも、命門と仙骨が、他のプレイヤーより格段に「しなやか」なのです。恐らく、異なる競技の、いろんな選手と比べても、群を抜いているのではないかと空想します。ここからの気づきは、厳密には、「治療」ではなく「養生」に属しますが、治療を行う人にも、治療を受ける人にも、有益な、「心身活動についての知恵」である、と考えるので、ここに加えることにしました。結論をまず述べておきます。「身体の動きは仙骨が司り」「精神の動きは命門が司る」です。その完成形を、大谷選手が具現しておられます。

ボクは『心身養生のコツ』（岩崎学術出版社　二〇一九）に、「仙骨ほぐし」という稿をもうけ、次のように述べています。「動きのセンターは命門であり、構造のセンターは仙骨である」と。

その記述は、単に正しいだけで、方法を導けない「評論・知識」の水準です。その認識の「曖昧さ・不毛」が、大谷選手の映像で、払拭されたのです。「知識」であった認識が、「方法論」になったのです。身に着けてもらうと、治療が的確な「方法」を手に入れたことになり、養生も治療も脱皮します。

まず「命門」の把握です。練習は簡単です。真っ直ぐに立って、小声で「アー」と発声しながら、幻の円盤を、足先から脳天まで、往復させて、「良い声になる」場所を把握するのです。肋骨の下縁の高さあたり、になります。次に、身長と同じの楕円形の「円盤」で、左右を往復しながら、「良い声」の出る場所を把握します。さらに、身体の前後も、長い「円盤」で、「良い声のでる」場所を把握します。三枚の円盤の重なる部分が「命門」です。こんな面倒な手続きなどせずに、書籍にある、「命門の図」を見れば、第二腰椎と第三腰椎の椎間であるらしいので、「分った!」と思う人は、技術者としてはダメです。「現地で把握する」ことで、「頭での知識」ではない、「体感把握・方法」になるのです。「方法」への欲求が薄い人は、臨床家に向きません。「学者向き」です。「適材適所」です。

以上で準備が整いましたので、「命門からの発信・命門での受信」です。まず、大谷選手の映像を見ながら、彼が、相手選手の全身の動きを、命門で感知している、と思い込んで、眺めてください。投手としての投球の際は、相手の全身、「ことに仙骨を」命門で捉え、自分が打者の時は、相手投手の全身、「ことに命門のありよう」を、大谷選手の命門が捉えて、次の球の性状を予測している、と空想しながら眺めると、何となく、大谷選手と一体化したかのような体感（錯覚）になります。

次に、大谷選手が、ブルペンで投球練習をしたり、打撃練習をしたりしている様子、を「空想」してみてください。どちらの練習の際も、専ら、「仙骨」を意識し、「命門」で仙骨を捉え、指令して、自在に動かし、「自在・柔らかな仙骨」が、「全身の骨の動き」を統括している、を反復練習しておられるはずです。反復練習により、命門と仙骨の連携が「無意識化」することで、「動きの完成」に到達しておられると「空想」します。

以上で準備が整いましたので、「身につけるための練習」開始です。まず「仙骨」です。仙骨は五個の骨が集合した、三角形です。それぞれの接触面に「穴」があり、それぞれ、「上髎」「次髎」「中髎」「下髎」というツボで、左右合わせて八個の「穴」です。「舌トントン」しながら、左右の手の指をまとめた「気の束」（第7章参照）を仙骨に当て探ると、気の束が「穴」に当たった状態では、「目パッチリ」となります。それよりも、その周辺の仙骨を動かせる気分（小さな筋肉群は在るので、動かせるはず）が生じます。これをすべての「穴」について行うことで、究極には、「仙骨を動かせる」感覚になります。ついでに、「仙腸関節」をほぐして、動かす、ことに挑戦してください。「腸骨を羽のように羽ばたかせる」ためです。腸骨と肩甲骨を連関して、連関した羽のように動かすのは、大谷選手に限らず、多くのスポーツ選手の常識です。「宝塚歌劇団」でも、基礎練習として行っていると聞いたことがあります。「命門」も「気の束」でほぐして、全方向に動くようにしてください。「物体」としては存在しない「命門」が「しなやかになった」と体感されるのは、不思議です。

「仙骨」と「命門」に指令される、全身の骨の動き、は「無意識化」され、「命門」の「空」だけが意識され、そこが、すべての動きを統括（現実としては、無意識化された仙骨が、すべての骨々を統括している）し、スタートするのが、完成形です。実戦時の大谷選手です。

この練習で、自発動作（思考や感覚さえも）が、「全身運動・活動」になります。「全身参加・いのちの活動」になります。「発声」は、もちろんそうなります。歌を唄って、比較してごらんなさい。次は「聞く」です。「命門で聞く⇩全身で聞く」は、短期間で「いのちが聴く」に進化します。最終的には、「命門で感じ・考える」を経て、「いのちが感じ・考える」になります。治療関係に留まらず、日常生活の中で、「二人が、ともにを共体験している」の関係ができると、「いのち」の主要活動が、成熟となります。

これは、余談ですが、「命門」も「仙骨」も主要部分は、「穴」すなわち「虚」です。完成した動きは、「虚が実を動かす」です。この雰囲気こそ「すべての技芸のコツ」である、ことに思いを馳せてください。

念のため、申し添えますが、上記のようなトレーニングを、大谷選手がなさっているはずはありません。単なるモデルです。昔、猫の動きを参考に、体術を完成させた柔術の達人がありました。大谷選手は、猫よりも身近なモデルでしょう。

第5章　来し方と未来

通常の医療は、「いのち」への援助です。「来し方」から「未来」を目指している、いのちの流れの、「いま」時点への援助です。理解のしやすさのために、「来し方」から、話題にします。その際、過去の時々の、具体的な事実を収集しますが、患者を取り巻く環境と、こころの内、については、微かに注意を向ける程度に止める、を原則としましょう。こちらと患者との関係、をシンプルにしておくことが、「情報収集のための」取りあえずの関係、の場の混乱（次の段階では、発展へのプロセスとなります）を防止します。

『病歴ではなく資質の発掘を』

「資質の発掘」という治療図式は、ほとんどすべての、心身の「病」からの、治療・回復に役立つ、「いのちの治療」の原則です。発達障害でない場合の、ヒトの人生は、資質として備わった複数の可能性の、一つを選んでいるのです。選ばれなかった資質は、しばしば、「趣味」として活かされたり、健康法として、機能しています。「病」という、「挫折・退行」状態、からの復活にさいして、「潜在していた資質を発掘する」「生かされなかった遺伝子を開発する」「裏と表を入れ替える」と、「災いを転じて福となす」になります。

軽い挫折の場合は、「趣味の副業化」「自分に合った、ストレス解消法」が有効です。しばしば行われています。さらに進んで、ボクの同窓生で、医療から農業へ、生活の焦点を移している人、が数人あります。医業という、第一の人生をやり遂げての、第二の豊かな人生です。だけど、治療を必要とするほどの、「退行」の水準では、もっと深い「転身」、が有益です。「うつ状態」と「不完全軽快」と「認知症」が、有用な「転身」適用の場面です。日常診療における、豊かなアイデア源です。具体的なやり方を、次にお話しします。

『幼稚園時代』

人の成長の過程では、「幼稚園時代」の前後は、「未来への夢」の時代です。そのころを思い返してもらいます。そのころになると、「スーパーマン」などではなく、もっと現実的な、「夢」を描くものです。回想によって浮き出てきた、歴史上放棄された、幼い日の「夢・希望」の「かのような」延長を、「あらかじめ失われた人生」と名付けて、僅かでも、これからの生活の中に取り入れる、ことを勧めます。現在の生活での、「挫折」を主要テーマとする、「うつ病」に、特に著効がありますが、ほぼすべての病態で、活用できます。「老人の、想い出話・愚痴話」は、自発的健康法です。ボクがこの本を書くのも、そうです。物語作家や達人になりたかった、幼い日の復活です。だから、もっぱら確かさを追求する、「研究」では、つまらない・ダメなのです。

『三歳の時の資質』

「一芸に秀でる者は、一芸にしか秀でない」の格言は、何より、発達障害の治療で、価値があります。病者（児童）の示す言動をすべて、「一芸のヒント」と見なして、治療指導をするのです。目立つ特徴を、「病的」と見なして、薬物投与で抑制すると、「無芸・無残」になります。落ち着かない子には、まず、玩具店でトランポリンを試してみましょう。している際の表情や雰囲気に、「悦び」と「充実」が溢れていたら、すぐに購入しましょう。次には、ホッピング、そしてフィールド・アスレチックへと、運動神経系の発達に添い・育成しましょう。「一芸」が秀でることは、僅かながら、他の機能の発育、にも寄与します。しかしそれより、「悦びと充実の体験」という、子どもの成長に「欠くべからざる」、最大の動因が得られるのです。その子の、その年齢での「悦び・充実」の、「ありさま、味わい」を脳裏に把持することは、親としての、そして臨床家としての、「技術財産」です。ボクの場合は、「ものごころ」ついたときからの、「休むことのできない脳」が、「自由連想」という、一芸の「場」を得たのです。

怒って物に当たったりする子には、「巨大積み木のぶっ壊し」が有効です。スーパーのゴミ捨て場から、発泡スチロールの梱包材を拾ってきて、ガムテープを貼って、巨大積み木を四個ほど作ります。それを積み上げては体当たりで壊す活動で、生き生きする子があります。殴ったり蹴ったりする、巨大風船の「起き上がり小坊師」で、殴る蹴るをするのもいいです。ところどころに結び目を拵えたロープを、鴨居からぶら下げて、登るのを悦ぶ子もいます。感覚優位の子は、「絵具や粘土を手でかき回す」から「お好み焼き」「餃子作り」に発展したり、ともかく、その子の「いのち」が躍動する活動を探しましょう。

『病歴よりも資質歴』

「診断のための歴史探求」、を「病歴」と言います。ありていに言うと、「欠点探し」です。そこからの発想の焦点は、「欠点修正」「悪者退治」の、雰囲気と姿勢とを帯びます。その姿勢で「現状・症状」を眺めると、こちらの感性が誘導されて、「やっつける・減らす」志向・姿勢、での関わり・対処となります。その勢いで、「治療・援助」の志向・エネルギーが投入されると、「闘い、勝ち負け」の場が盛り上がります。「悦び」と無縁の活動です。

他方、「資質・可能性発掘」の姿勢、での「歴史探求」は、「その人を知る・寄り添い歩む」雰囲気と姿勢、を帯びます。それは、「良いとこ探し」ではありません。「可能性探し・資質探し」です。ですから、まず、「病歴」と、時・ところ、の同じ場所での、「いのちの対処活動」を探すのです。「症状の形態は、害毒と対処能のせめぎ合いだ」と理解すること、次には「被害の経験から、いのちが、いかなる、新たな対処法を学んだか」を知ろうとすることが有益です。そこではじめて、「自然治癒力」と協力する、「治療方針」の具体策、が発想されるからです。この姿勢は、「精神科治療」で特に有効です。「共感」概念の拡張・行動付加です。なぜなら、精神科疾患の多くは、「死に至ることが無い、七転八倒」だからです。「自殺」ですら、「病への対処行動」として、考慮し、話し合いの材料たりえます。ボクのこの本は、その姿勢で書いています。

以上で援助総論を終了し、各論へ進みます。

第6章　原田憲一の「状態像」、への対応

ここまでの技術を習得された方には、原田憲一先生の状態像分類は、容易に、現場で識別・把握できるでしょうから、初めから順に取り上げてもいいのですが、ボクは、「意識障害」から、スタートすることにします。一九六七年に先生の論文、「症状精神病の症候学への一寄与――軽い意識混濁について」（精神神経誌　六九　一九六七）に出会ったときの衝撃は、いまも脳と全身に残っています。『精神科診断面接のコツ』（岩崎学術出版社　一九八四〈追補版一九九四〉）を開くたびに、先生との出会いの幸せを思います。

『せん妄状態』――意識障害

この状態については、原田先生が、『精神症状の把握と理解』（中山書店　二〇〇八）で、さらに広汎・縦横に論じておられ、圧倒されるばかりです。現在でも再版を重ねていますから、ぜひ、座右の書となさることをお勧めします。ボクも、前記、自著の中で、「軽い意識混濁」の把握・診断についての技法・手技の、工夫を語っています。ここでは、日常臨床の留意事項、としての助言を列記しましょう。

① 軽い意識障害は、さまざまな脳疾患・身体疾患の表面症状として現れることがあり、生命

予後と関連することがあるので、常に留意するのが、医療技術者としての責務です。原田先生の御著書をお読みください。精神科医にとって、忘れていた医学知識のリフレッシュです。

②睡眠は、「健康な、制禦された、意識障害」とも言えますので、「覚醒・入眠」での、「制禦」の整い具合、を問うことが、察知のコツです。家人の観察と、当人の記憶との突き合わせは、とても有用です。薬物に由来する、脳の制禦不全を察知したりできます。

③「目を閉じての片脚立ち」と「その場回転」は、脳機能の、簡易検査です。開眼時、病者の視線の焦点が、治療者のそれと合うならば、その瞬間だけは、意識が明晰です。「片脚立ち」は、潜在するパーキンソン症状、の察知の機会ともなります。

④「痴呆」と「意識障害」とは、本質として分けられない、「移行」も「併存」もある、と思っておくことは、現場での感性をシャープにします。

⑤「譫語や妄想や幻覚の内容」は、加工されない本音、であるかもしれません。

⑥脳を抑え込む「薬物」、覚醒度を上げる「明かり・音楽」、癒しの「撫でさすり」などの「使い分け・試行錯誤」への助言と試行は、介護者の「やすらぎ」にも、役立ちます。

⑦脳の「邪気」を感知できると、脳の器質病変の探索へと繋がります。

⑧家人は「興奮・多動」などを、病前性格や状況反応として、「了解」しようとします。医療者は、教科書的特徴に注目して、診断・判断をしようとします。類型診断です。長い人生をとも

に歩いた家人の「解釈・理解」は、診断としては「素人判断」ですが、対処・援助の手掛かりとしては、特異的・的確であると考えて、家人の「素人判断」の延長上に、対処計画を立てるのが、得策です。なぜなら、対処行動の大半は、家人が行うのであり、これまでの接し方と断裂の少ない方策が、当事者全員にとって、馴染めるからです。入院している場合も、面会する家人の応対の様子、をヒントにすると、空振りが少なくなり、病人も落ち着きます。こちら側の「文化」に順応させるのは、「学習能力」の低下した脳には、無理です。脳に僅かに残る記憶や機能にマッチする、外界（道具・食品）などが、素晴らしい機能を果たす、ことはしばしばです。「懐メロ」は、その一例に過ぎません。

『抑うつ状態』——うつ気分、意欲低下、自責など

最近は耳にしませんが、「抑うつ感なきうつ病」という診断がありました。うつ気分の訴えが無く、行動と意欲の減少だけが目立つ病態です。逆の「行動の抑制なきうつ病」という病態は「神経症性うつ病」と呼ばれたりしますが、臨床場面での区別が容易でないことは、原田先生のご本に、簡にして明瞭に、述べられていますから、ご覧ください。うつ気分を訴えながらも活動している人は、いるとしたら、よく観察すると、行動が粗雑で美しさ（健康な動物の雰囲気）を欠いています。ときとして、自殺の危険があります。したがって、うつ気分には、まず「休息」

が順当・自然です。軽く見えても、休息と医療援助が必要です。「頑張る」が、禁忌です。「うつ気分」を、主訴あるいは部分的な訴えとして、来院した人へ、医療者がまず行うべきことは、薬物投与ではありません、休息の指示と臨床検査です。「うつ気分」は、原因を問わず、休息が必要な「いのち」、に必発の症状であり、「哺乳類」全般に共通します。

身体的疾患が除外されたら、精神科医がなすべきは、二大うつ状態、①うつ病、②双極性障害、の識別です。その二つを排除できて「はじめて」、性格・環境要因に焦点を当てるべきです。それを強調するのは、漫然と抗うつ剤を投与され、副作用を含めた、種々の病態修飾を被って、ついには「境界例人格」「統合失調症」「非定型精神病」などと、診断を転々と変更され、「薬漬け」にされている双極性障害の患者に、毎日のように出会っているからです。

二大うつ状態の識別は、下記の手順で容易に可能です。ボクが実際に行っている手順を紹介します。時間の節約を旨とした手技です。

①うつ状態を確認したら、まず第4章の『薬物への反応』で用意している、ビニール小袋のうち、「抗うつ剤」と「気分調整薬」のグループを頭に当てて、脳の「OK、NO」の反応を診ます。ボクはいまは、「舌トントン」無しで、相手の脳の反応に対するボク自身の脳の「OK・NO」反応で判定できますが、その技術を会得するまでは、Oリングテストなどを使うこともできましょう。

ここで、小袋の中身である、種々の「気分調整薬」の種類と、適応患者の割合と特徴を、ボクの経験から、紹介しておきましょう。大方の目安です。

ⅰ　炭酸リチウム――この適応患者は、五〇パーセントほどです。他者と協調する、柔らかな気質です。対人関係が多彩な職業、に適性があります。遺伝負因が主要因ですから、父母の何れかの家系に同じ気質の人々があります。中学生のころから、気分の波が自覚されています。「菜の花畑で群れ遊ぶ、蝶々の生き方を見習いなさい」が助言です。

ⅱ　バルプロ酸――三〇パーセントほどです。ほとんど誤診されています。独自の発想を生かして、技術で生きて行くと、意欲が高いので、成功します。父母の何れかの家系に、優れた技術者があります。誤診による薬物治療の不快感に対し、自身で独自の「もがき」を行うので、その表現型から、あれやこれやの診断名と、薬物大量療法と入院が行われがちです。「人間国宝や、名人上手や、屋台のラーメン屋のおやじ」をお手本にしなさい。が助言です。

ⅲ　クロナゼパム――一〇パーセント。ほとんど、神経症、性格障害などと、誤診されています。人間関係が濃くなりがちで、捻じれやすく、トラブルメーカーとなることがあります。「脳にも、季節の移り変わりがあります。関わる半分・眺める半分を」が助言です。

ⅳ　ラモトリギン――五パーセント。外国では、使用頻度が高いらしいですが、日本では稀です。「芸術的才能」と俗称される、感覚の繊細さが際立ちます。中毒性表皮壊死融解症に代表される、急性・致死的な副作用がありますから、投与初期には充分な警戒が必要です。「芸術家はたいてい、変人と言われます」が助言です。

ｖ　カルバマゼピン――五パーセント。

やむなく、保護室に収容するほどの、興奮状態で、種々の向精神薬大量が投与されたりしますが、カルバマゼピン投与から一〇日で、ケロッと落ち着き通常の会話・生活が可能になります。見落とされている、悲惨な例にときおり出会います。「意欲と興奮は同じです」が助言です。

「躁状態」でも、小袋は反応します。反応しなければ、他の病態です。「抗精神病薬」投与の前に、「中毒性精神病」を鑑別しましょう。多少とも「軽い意識障害」の特徴があります。「爆発する脳です。エネルギーが溢れやすい自分の脳、を愛し、壊れないように、大切にしましょう」が、「躁状態」への助言です。

「抗うつ薬群」の小袋に反応すれば、「抗うつ薬が有用な、うつ状態」です。だけど、即座に「うつ病」と診断してはなりません。まず、他の小袋への反応を調べて、有用な薬物があるようなら、それぞれの小袋の中身を取り出し、「相性の良い薬物」を、Oリングなどで特定したうえで、鑑別診断について、考えを巡らしましょう。「小袋」の一つは、使用頻度の高い、内科薬を、あれこれ混ぜていますから、そこから、身体状況への処置、と身体状況への推測と臨床検査が、鑑別診断・治療のヒントになることもあります。面白い連想が湧きました。「精神科治療では、まず身体検索から、身体科の治療では、まずこころの検索から」という標語は有用です。「まず表層から」といっても良いですが、先の標語のほうが、少しばかり意味が深いでしょう。

『興奮状態』――精神運動性興奮、躁的興奮、不機嫌状態、憤怒、易怒性など

病者にとっても家人にとっても、「鎮静」が援助であり、第一歩です。「即」、鎮静剤の注射という対応は、一回するたびに、専門家としての習練の機会を逸するだけでなく、医療者としての原点たる「たましい」、を失っていく、と心得るのが有用です。自身の脳の、永遠の若さのためです。

まず「意識障害」の排除です。こちらの存在に気が付くか、瞳と瞳が合うかが要点です。瞳が合ったら、極めてかすかに会釈します。それへの反応の質で、意識水準を判定できます。瞳を合わす瞬間に、こちらの意識を「命門に発す」で行うと、ほとんどの状態の識別ができます。「辛いですね」という語りかけが有用な場合が多いので、その声掛けを、小声でしてみようかなと思ってください。よさそうなら、その声掛けを使うと、それへの反応から、おおよその対処は選択できます。「苦しいですね」の方がふさわしい雰囲気もあります。小声でするのは、意識障害の識別法です。そこから対話が進展するなら、通常の精神科面接になります。だけど、二人で「対

処法」を探す対話、が原則です。「いま・ここ・ともに」です。本人が「誘因、原因」を言い立てる、ことは多いでしょうが、「なるほど」と聞き置いて、こちらは、対処法の検索、へと話題を進めます。それは、全体像への「診断」でもあります。「興奮状態」は、こちらにとって、すでに情報過多ですから、理解のための「新鮮な材料」の告白、を聴くチャンスだと心得ましょう。「ほーう」「そーう」が理想的な応対です。最終的には、治療法の新提案になります。最も豊かで重要な所見は、「提案に対する反応」の「形と内容」です。治療者としての面接術のセンス育成のチャンスです。保護室での対話の経験の多寡が、精神科医としての経験・技術の質、を左右すると言っても、言い過ぎではありません。戦場の体験のある人が、「内地に居た者に、話しても無駄だ」というのも同じです。「臨死臨床の体験」も同じでしょう。「興奮状態を活かす」は、「治療法の修正・追加」に尽きます。データが増えたからです。対話の材料、も豊かになったはずです。いま差し当たっての治療・援助と、その後の治療と、両方を考えるのが、トレーニングになります。

薬物での鎮静は、資料を貧しくしますので、悪くすると、誤診の源です。どこをどう鎮静するか、の判断は熟練です。薬物の選択・使用後は、効果を、患者の自覚とこちらの予測・観察とを対照することで、診断と治療の構想が得られます。伝聞資料でない、観察によるデータは、信頼度が際立ちます。使用薬物の効果の味わいが、技術の主要部分となりますので、「ベテラン」の質、を構成する年輪となります。「技術向上」のための「現場体験」、に貪欲でありましょう。

『不安緊張状態』――不安、緊張、心気性症状、恐怖症など

この項目に含まれる、さまざまな、異質な病態については、前述の原田先生のご本に、詳細に論じられています。ボクは、援助者の役割からの振る舞いについて、経験から語ることにします。「いま・ここから」の原則に基づき、とりあえず対処を必要とする「不安感」に焦点を当てます。どのような患者でも、自身の不安感を放置してはいません。もし放置しているようなら、それは、重大な精神機能障害のサインです。何より、その視点からの新たな検討が必要です。まず脳障害の可能性を検討し、ついで、統合失調症の検索が必要です。両者は、「不安に圧倒されている」場合があるからです。それ以外の不安緊張状態では、本人なりの対処・対策が取られています。その内容と効果とを問うたり、観察したりすることは、こちらの援助の計画に資するためですが、本人の好みと「対処能力」とを量る、診断法でもあります。なろうことなら、本人の好みの延長上に、「対処法」の工夫を探るのが、第一歩です。薬とか生活・環境の調整とかです。すでに、種々の「方策」「治療」を経験している人へは、その体験と効果とを手短に問うと、当人の対処の好みと能力とを診断できます。それ以後は、できるだけ「対等な関係」を維持しつつ、「相談・納得」の流れを維持しながら、対策を模索します。そうするのは、不安緊張状態の根底

には、「依存・自立」のテーマが潜んでいるのが通常である、との精神科医の常識の故です。たとえ、「依存・自立」が表在化しても、あらかじめ「相談・納得」の下地ができていると、「依存・自立」を、関係の現状ではなく、「テーマ」として取り扱うことができます。「共同研究」の雰囲気です。「操りでない精神療法」の基本構造です。それが困難な「重症」患者であることが判明しても、「共同研究者育成」の前処置は、必ず「建設的」な雰囲気として、以後の治療に資するものです。「不安緊張」を基底にする病態への、精神科治療学説は、多岐に渉りますが、どの治療法を選ぶ場合にも、「共同研究者育成」は、未来にとって有益な前処置です。治療法の選択に先立ち、その治療法の概要についての、分かりやすい解説書を提示して、本人と話し合うことは、優れた、前処置であると同時に、治療者自身の人格育成に資するでしょう。「支配者は、被支配者を無知に留めることで、自らが堕落する」は、古今・東西を問わぬ真理です。

自戒のために作った標語があります。「知らしむべし、寄らしむべからず」です。その逆の「知らしむべからず、寄らしむべし」は、人民統治のためのコツなのです。無知に置くことで依存させる方策です。できるだけ同じ立場に立つには、「知る・知らせる」が必要です。治療法について知らせるだけでなく、薬物についても、インターネットで調べることを推奨します。そうでなくても、インターネットや本で調べる患者は多いのです。推奨されてそれを行うのと、自主的に行うのとでは、治療者・患者関係が変わります。「自主活動と、推奨されてそれを行う」のとでは、関係の質が異なります。患者は、本質として頼る立場ですから、「自主活動を推奨されて行う」を含めて、依存は残ります。その質は、「信頼」というコトバに馴染みます。治療法について、「自分勝手に」自主活動を行う場合は、「アンビバレント」な関係が生じます。この「アンビバレンス」は、多くの患者が抱えている、病の原因の一部である「アンビバレンス」、と溶け合って、「ゴチャゴチャ」を生みます。「信頼」という質の関係は、病因としての「アンビバレンス」を「異物」として取り扱うための座標です。薬の効果を話し合う際の、信頼関係でもあります。

不安は、典型的な「心身症状」ですから、薬物療法の守備範囲です。ことに、「漢方治療」や民間療法や養生法の適応があります。それらについての相談に乗れると有利ですが、間口を広げるよりも、患者自身が選択・判定に用いるための、「Oリング・テスト」を含む、種々の判定法を教える方が、自立能力の育成にもなります。ここで、特記すべきは、近年話題になっている、HSP（過感受性人格）ですが、これについては講を改めてお話ししましょう。

『幻覚妄想状態』——幻覚、妄想

幻覚・妄想については、精神医学の歴史上、早くからの観察・考察がありますので、その成果については、原田先生の前述の御著書に、臨床家には十分すぎる記述があります。ただし、すべて、客観的視点からの知見であり、治療からの視点は乏しいです。ボクには、自分なりの、空想的疾病論からの、治療論がありますので、まず、それについてお話ししましょう。

別のところでも語っていますが、「シャボン玉」をいのちのシンボルと考えます。自然のエネルギー体系から、束の間の「独立」をし、所詮は消滅する宿命の、「自立系」です。風によって歪んだとき、本来の球体に戻そうとするのを「自然治癒力」の原型と見なします。「復元力」です。「いのち」には、「成長・複製」などの機能がありますが、それらはすべて、「自然治癒力」の発展と考えます。

「病」は歪みですから、「復元」という「自然治癒力」が発動されます。「症状」は、その反映ですから、必ず、「自然治癒力の奮闘・工夫」をも写しだしているはずです。「見かけが変だから」「消去する」は、愚かで、反生命的な志向だ、というのがボクの仮説です。多くの「病」について、その仮説は通用します。例えば「免疫」がそうです。「炎症」もそうです。「発熱」「疼痛」などは、その二次的弊害を和らげる程度の処置をして、「完全消去」をしません。有用性が、すでに知られているからです。

幻覚・妄想については、そのポジティブな役割・要素を示唆する研究結果はまだありませんが、「信念・勘」などは、類似物かもしれません。それはともかく、ボクは「即・消去」という「シンプル・マインド」でない治療方針、を模索してきました。きっかけは、薬物投与で「幻覚・妄想」が消滅して、数日で自死した「統合失調症」者、を体験したからです。同じ体験をした精神科医は時々ありますが、「患者を苦しめている悪者・症状、を退治」という、治療論への、修正体験とはなっていないようです。「そっと・見守る」という、看護の知恵などに、かすかな、反映があり、ボクの「自閉の利用」は、その発展形に過ぎません。

「幻覚・妄想」のもたらす二次的弊害、は周知のところです。有用性については、判定のしようがありません。ボクは、次の点を考慮しながら、「症状」の成り行きを観察する、手順にしています。①「その症状の、いのちへの有用性」、②身体ことに「脳」の、邪気の消長、③「気持ちがいい・悪い」の自覚、を①②③の順に、判定の指標としています。

①は、「そっと見守る」「自閉」「音楽」「フワフワのぬいぐるみ」など、脳の休息・慰安に役立つかもしれない、種々の「退行」の要素を多く含む設定をします。睡眠の質も大切です。

②は、精神薬の小袋を脳にかざして、脳の邪気が薄れるものを処方する、です。

③前述二つを含め、すべてに、患者の「気持ちがいい・悪い」を問うことです。

三番目の問いかけは、特に有用です。「援助関係」であることの、実物提示であるからです。治療を拒絶する患者については、生命維持の観点や、病院機構や家族の平穏維持の観点やらで、抑制・沈静がやむを得ない場合があります。このときは、チャンスです。患者本人が「気持ち悪い・拒否」を意思表示している、ことを理解した上での「強制」である、ことを告げるのは、信頼できる「治療契約」、の「コツ」であると、経験しています。もちろん仮説的処置であるので、早い時期に、本人の「体験・感想」を訊く、ことが重要です。外来患者の「拒薬」についても、強制はできませんから、拒薬後の「体験・感想」を訊きます。「拒薬は、危険があるけど、本人が自らの判断で行った、貴重な人体実験」だと評価し、すべては「共同実験治療」である、と明言するのも、「コツ」です。重要な情報が得られます。

「Oリングテスト」などを教えて、患者自身が薬の選択や増減をできる、ようにすることは、「自立心」の育成のために、「百の説法」よりも有効です。

ボクは外来患者には、服用している薬物の情報を入手できるように、ネット検索や書籍を紹介します。「寄らしむべからず、知らしむべし」です。この時期になってはじめて、幻覚・妄想そのものの内容と周辺の事情とについて、少しずつ、話題にすることも可能になりますが、精神病理学などの「論」を持ち込まず、見聞録を聴く気分が安全です。

ボクの、六〇年の診療体験を概観すると、薬物療法についての上述の方針は、「依存・無気力・情動平板」という、慢性精神科患者、を生まないような、気がしていますが、エヴィデンスではない、ただの感想です。

『慢性欠陥状態』――記憶減退、認知障害（痴呆）、統合失調症性欠陥など

「いのち」を泡に見立てるのは、メタファーではありません。恐らく、起源を示唆しているのです。泡は自然の一部でありながら、自立を志向する、半閉鎖のエネルギー体系です。体系である泡は「内部恒常性」を志向しますが、それが危うくなる時期があります。「成長期と老化」です。

前者では、豊かになるせいで不安定、になります。新たな構成要素が加入する、「思春期」が典型です。後者は「衰退」すなわち、老化です。御用済みだった構成要素の再雇用で、喪失した内部をやり繰りする、しかありません。一見「学習」と見えるものも、リフォームに過ぎません。「年寄りの冷や水」などは、破綻への道です。

「昔を懐かしむ」は、対策の第一歩です。「症状」の構成要素として再登場している、「古い学習」を、表舞台に、意志的に再登場させるのが、『慢性欠陥状態』への、対処の基本です。ボクのこの本などは、その類です。新しさを装った「回想録」です。

まず、「回想・昔語り」で、資料を収集します。アルバムや蔵書や故郷の景色などが、記憶の糸口になります。探索のコツは、「良いとこ探し」です。「反省」ではなく、「可能性探し」だからです。その時の「自分」を蘇らせ、「再挑戦・再雇用」です。例えば「愚痴」の多い人は、「回想」をしているのですから、あとちょっとで、「再挑戦」の手前に来ています。

「ことば」を駆使する年代の、少し以前の習慣などは、可能性の宝庫です。あとで、実例を創作してお見せしましょう。

第7章　診療の技法

これまで、いろいろと、「考え方」について語ってきましたが、それらを踏まえて、ボクの日常の診療活動の、基本形を紹介しましょう。基本形あっての応用形です。外来初診の時には、通常、基本形で準備しているので、その場面を想定して、対処法を提示してゆきましょう。疑似「陪席」の効果が出ることを期待しています。

『心身の準備』――センサーとしての心身

初診時すなわち、出会いの初回は、後々まで影響しますから、細心の準備を要します。『心身養生、もっと工夫を』（岩崎学術出版社　二〇二三）の、第15章「命門が筋トレ」の末尾にチョット書いている、「命門から感覚が全身へ伸びていく」体感、の状態を準備します。感覚が「満遍なく拡がり、かつ精緻」になります。そして、『心身養生のコツ』（岩崎学術出版社二〇一九）の「バリア再建」にある、「バリア」を除去します。感覚をシャープにするためです。患者が少ない時は、廊下に身を乗り出して呼ぶ方が、「観察と察知と関係作り」を豊かにすることは、『精神科診断面接のコツ』（岩崎学術出版社　一九八四〔追補版一九九四〕）で詳しくお話ししましたので、ご覧ください。だけどいまは、時々しかできないので、マイクで呼んで、待っています。

ドアが開き、患者の姿が現れる直前に、『精神科診断面接のコツ』に紹介している「離魂融合」を飛ばします。ただし今は、身体の大半はこちら側にあり、「淡い分身」が飛んでゆきます。入室する患者は、ドアを閉めてこちらに向きますから、全身を反転します。「離魂融合」をしていると、回転の滑らかさ、を量ることができます。身体の不自由部分を発見することよりも、動きの滑らかさで、錐体外路系の健全度、を診るのです。次に、こちらの目と視点が合致するまでの、プロセス・流れ、室内への観察行動、などを追跡し、脳の余裕や緊張の度合い、を感知します。目が合ったら、相手が表示している緊張度、に調和する程度に、かすかに会釈をします。そして、椅子を勧めますが、その際も、患者の緊張度や対処活動、に調和する雰囲気を発するように、案配することが、両者の内なる緊張を緩めます。

同伴者の、こちらへの態度は、まあ、ありきたりですが、患者と同伴者との、言語的・非言語的かかわりの様子は、「ダブルバインド」の測定に役立つ、大切な所見です。

次は、「どの人から、話しを聴きはじめるかな?」と態度で示しながら、全員を見回します。

以後の面接の流れは、多種多様ですが、すべて、患者に関する、援助と情報収集だと思い定めて、どの話題の時も、注意の三分の一を、患者のノンバーバルな動きに置き、話題の内容への患者の変化、を微かに触知しておきましょう。「語られないことには、嘘が無い」からです。同伴者と話す際も、三分の一ほどは、患者に話しかけている気分、を維持しましょう。

『訴えを聴く』――関係を造る

主訴すなわち、主要テーマ、を聴くための「対話関係」作り、が第一歩であることと、その後の方策については、『精神科診断面接のコツ』（岩崎学術出版社　一九八四〔追補版一九九四〕）の第6章「初回面接の手順」に詳しく述べていますから、参照してください。ここで、付け加えるのは、「観察」です。その重要性を短く述べると、「会話は関係作りのため、観察は診断のため」となります。「観察所見には嘘・偽りがない」からですし、「訴え」の質を「診断する」「問いを準備する」のに、観察が決定的に重要であるからです。

観察は重要度の順に、①緊張の度合い、②フラッシュバックの指標、③発達障害の指標、④胎児期の愛着障害の指標、⑤生後の愛着障害の指標、⑥人生史のトラウマの察知、です。これらの診断と診断・治療の手技については、『精神援助技術の基礎訓練』（岩崎学術出版社　二〇一三）に述べています。

以上①～⑥の治療・処置については、初診時にこちらが行ったり、教示したり、することが可能であり、患者自身が、その効果を体感・想起でき、今回の受診の成果だと納得するので、診断確定以前に、すでに治療の成果があり、その結果、治療関係が確立します。⑤については、「おんぶの気功」により、母子関係の修復の効果があります。②については「筆の気功」があり、④胎児期愛着障害の治療については、本書の付録で「子宮の中で」という、最新の技法を、紹介しています。⑥は、病歴の構造を素描するのに役立ちます。

『治療の歴史の整理』――特に薬物

診断のための調査は、「いま・ここ」からスタートして、拡げ・深めて行くのが原則です。その原則を告げて、了解してもらうことをスタートとせねばならない、極端な場合もあります。そのような場合は、来院という、現在の状況・事情についての、感想・意見からスタートする、のが滑らかな場合もありましょう。

通常の調査は、「苦しみ⇓自己対処⇓治療⇓来院」の「手前から」、ですから「いま・ここ」に当たるのは、「面接」であり、「いま・ここから」という、面接の手順と意図とを告げて、了解を得ます。次は「薬物」です。服用中の薬物の現物をテーブルの上に拡げ、それぞれの作用と副作用について、患者の体験と処方した前医の意図への推測とを、話題にします。そして、Oリングテストで、薬と患者の脳との相性、を見極めます。その際、付き添い者を間に入れて、三人で行うと、正確であり、全員参加の効果があります。『心身養生のコツ』（岩崎学術出版社二〇一九）の、図2-2をご覧ください。

次は「×」となった薬物の除去です。それぞれの薬物の作用と副作用を教示し、患者自身の「不快」症状、との関連を話し合います。そして、除去の順番と、禁断症状などを教示し、「除去作業」という、共同作業のプランを定めます。これからの「治療共同体」の育成のための、必要不可欠の手順です。次いで、他の治療・養生法などの「点検・調整」を行います。有益な生活習慣の、アイデアの提示と討論です。患者の「拒否」は、「自主性・主体性」の点検・育成のための手続きですから、大切なテーマとして、話し合います。その際、「患者の治療参加」が、「植民地化」「統一教会」とならないように、要注意です。「主体」の保護・育成は精神科医療の根幹です。

『強制治療』

「精神病には強制治療」は、歴史的な出来事ではありません。前述の手順を踏もうとしても、不可能な患者では、『強制治療』を行わざるを得ません。この場面こそは、「精神医療者」にとっての、「たましい」養成の場であり、この体験が貧しい治療者は、「芯」を欠いています。ボクは若いころは、「良くなってから、納得できないなら、ボクを訴えなさいね」と語りかけながら、「強制」をしていたものです。歳を経るに従い、それは無粋だと感じ、同じセリフを、「こころ」の内だけで語りかけ、自・他の「命門」から、自・他の全身へ満遍なく広げる、ようになりました。後日、安定した患者たちが、しばしば、「あの時先生が、私のためを思って、一生懸命してくれているのは、判っていました」と語ったからです。「ことばを介さずに」伝わる、のが「真心だ」は、不幸の極みにおける、「真理」である、との平凡な洞察を得たのです。『大谷選手に学ぶ』、をお読みください。

『ダブルバインド』――治療の道具としての正直

若いころ、精神分析理論にかぶれての、「対話精神療法」を志向していました。患者は次々に混乱し、悪化しました。ボクは、自分の納得した考え、に基づき対話をしていたのですが、納得の過程で脇に置かれた、「気分」が染み出て、患者にとって、「ダブルバインド」となり、混乱を産んでいたのでした。「秘められている、逆転移」が、確実に作用していたのです。ボクの精神分析修練は、「逆転移の解明と活用」に向かいました。辿り着いたのは、「葛藤の活用」でした。矛盾・対立の葛藤の形を、ありのまま言語化する、「正直正太郎技法」です。それによって、関係の場の混乱は減りましたが、受け手の中へ、「葛藤」を送り込みますので、「解決ではなく、悩みの無かったところへ悩みを造る」対話となり、いまに至っています。ボクの側にも、悩みが無くなったわけではありません。「葛藤」を「いつ・どのような形で、どの程度」送り込むか、の判断の悩みが、「人を診て法を説く」の課題となりました。「葛藤」を、送り込むのが「時節でない」、と「診断」した時は、「今は」という前置きを置いて、「〇〇と考えて置きなさい」「〇〇した方が良いです」と助言するのを、方針にしています。「緊急処置」であることの明言で、「正直正太郎技法」の進化です。その発言の際は、「命門」から、「抱え」の「気分」を、自他の全身に拡げ、「ことばにならない内容が本物」、というメッセージを込めます。この技法のもたらす、自身への恩恵は、「教育分析」の効果に通じます。「成長」です。世の中の、「責任を持って引受ける」にはすべて、おなじ効果があります。

『技術移転』――「自立」への援助、ＨＳＰへの対策

「医者の不養生」というフレーズがあります。そこには、「医者は、知識も技量も持っているのだから、自分で何とか、できそうなものなのになあ」という含意があります。

「病者」も、素人なりの「知識と技量」の範囲で、何とか自己援助ができ、自然治癒力への加勢ができます。自ずからの「自立」です。「題目」だけでは、「自立」はできません。

これは、近年急増している、ＨＳＰ、感覚処理過敏症、に特に大切です。この傾向を持つ人の多くは、発達障害を持っており、むしろ、発達障害の部分症状、とも見なせます。ＨＳＰへの対策・処置は、生活範囲を拡大し、脳の発達を促進しますので、必須の治療です。

治療方針は、「知らしむべし」です。「感じすぎる体質を知り・活用し、有害な刺激を避ける」

です。その対策は、大変・大忙し、であるけれど、簡単でもあります。簡単とは、当人が衆に優れたセンサーを備えていて、それを使って、有害刺激を遠ざける、だけだからです。面倒なのは、それができるのが、感覚過敏の体質を持つ本人、だけである点です。自身が気付かない場合と、赤ちゃんの場合、が難事です。育児をしていて、扱いに難渋する赤ちゃんがいたら、HSPを疑ってみてください。本人の場合は、日々の生き難さは、自身がHSPであるからかも、と発想してみてください。自分の顔の前に物品を持ってくるだけで、「しかめっ面」になり、気分が悪くなるので、即座に判定できます。以下に、有害物について列挙します。

①**ポリエステル**――衣類の裏地などに頻用されています。メーカーのタグ表示を見て、買わないようにしましょう。

②**電磁波**――高圧線、電柱のトランス、電車の架線、スマホ・パソコン、電化製品、などからの電磁波。スマホの場合は、電磁波防止ケースが売られています。

③**化学物資**――食品添加物、壁材、染料。化粧品、すべての薬品。

④**胎児期の愛着障害を持つ人物**――「幻の竹串」で、判定できます。付き合うのをやめましょう。

電磁波については、全国にある、「ファイテン・ショップ」で、「チタン」を含んだ装身具や、チタン入りシールなどを買い求めて防禦できます。

加齢とともに、感受性が幾分か鈍りますが、平常人のレベルになることはありません。ただし、ＨＳＰの神経系が忌避する「もの」は、本質として、反健康な外界なので、日常生活の不自由の代償として、長寿が得られるかもしれません。そこで思いつきました。ＨＳＰでない人も、上に列挙した、さまざまな物品を相手に、「舌トントン」「入江フィンガーテスト」などで、点検して、取捨選択なさる「健康法」は、長寿をもたらすかもしれません。

『初回診察は初会』である

病んだ人と家族が、初診するまでは、さまざまな「迷い・決断・ためらい・予想」があるはずです。そのほとんどは、病そのものではなく、二次的な、ことに、来院を巡る「悩み」です。初診時の処置の焦点は、それら二次的な悩みを、解消・和らげることです。徹底的な調査・判断で最終診断を決めるよりも、こちらの理解すなわち、状態把握・仮診断・今後の診断処置の可能性、取りあえずの処方とその意図、次回からの計画、とくに、服薬を整理してからの血液検査の予定、それまでの臨時処置と、生活習慣への助言など、近未来に限った、助言・提案を、初診時の、最終目標とするのが正しいのです。加えて、今回の、受診という大事業による、「疲れと、感想と、できれば質問」を、本人に問いかけるのを、定石としましょう。椅子から立ち上がり、立ち去る後ろ姿で、本日の診療の成果を味わいましょう。時として、帰って行くときの様子を、看護者に問うたりします。何となく気になった時です。

ちなみに、再来の時に、入室の瞬間に、「あれ！　太った？」とか、「マフラーが変わったね」とか声をかけると、別れている間、治療者の内部に、自分のイメージが在り続けていた、とのメッセージになるだろうと、ボクは習慣にしています。水商売のコツに過ぎませんが、同じ意図で、今日、入院させた患者には、夕方の帰り際に、病室を訪ね、チョット話します。初回入院の時は「必ず」です。異国に来た人だからです。

第8章　さまざまな、養生・治療の手技と考察

第一章で、自然治癒力への側面援助として、①「妨害除去法」②「自然治癒力の参与」をお話ししました。医療の望ましい進歩の一つは、専門家が開発した、考え方や方法を、流布させることで、①②を充実することです。その意図を、医療現場に持ち込んだものが、「寄らしむべからず、知らしむべし」です。その基本理念を堅持しながら、現場では、「相互依存・相互啓蒙」のプロセスが進行するのが、理想です。互いに「自然治癒力」に奉仕するのです。

利用頻度が高く、「まあまあ」安全な技術を、「養生法」や「自己治療」として、流布させることは、専門家の義務でしょう。ボクも、いろいろな工夫の内、汎用性のあるものを開示してきました。「コツ」の含意です。やや新しいものを、紹介しましょう。

なかでも最有用なものは、「舌トントン」です。「万能の判定技術」です。それについては、すでに充分に紹介しました。『心身養生のコツ』（岩崎学術出版社　二〇一九）をご覧ください。

『薬物療法』

精神科治療において、薬物は欠かせません。だけどボクは、向精神薬に馴染みにくいのです。その理由を主要なものから列挙しますと、①向精神薬それぞれの、各種神経伝達物質への作用スペクトラムと目の前の患者の状態像とのマッチングが、認知症の始まっている老人のボクの脳には無理なのです。②半閉鎖系である「いのち」と外界との、関係調整を行うセンターは脳ですから、脳内の神経伝達物質の自発的「増減」には、何らか「故ある」事情があり、それを顧慮することなく介入するのは、無思慮で「可哀そう」だとの思いが湧くのです。③薬物療法が有効で、見かけ上、安定している病者には、病名の違いを超えて、人生・生き甲斐、からの「引退者」の味があることです。「複雑でなくなった」味わいです。

対処として、「脳が好むか否か」を選択基準とする、ことにしての工夫が、うつ状態のところでお話しした「小袋法」です。「料理の選択」をお客さんの状態に合わせるのと、同じ水準です。「小袋法」では、お客さんの状態を判断するという、逆の「診断機能」さえもあります。具体的な手順に移りましょう。対象患者を二別しましょう。①すでに服薬中の患者、②初めて服薬する患者、の二種です。

①の患者については、現在服薬中の薬を頭に当ててもらい、患者あるいはこちらが「ムッ」と「邪気」を感じるものを選別します。その作業が終わったら、摘出した薬剤のそれぞれについて、処方の意図・副作用・離脱症状について話し合います、スマホで検索して、情報を確認することを奨励します。除去のスピードや、再服用などを話し合うことで、治療歴の精査を共同作業で行える利点があります。

除去作業が終わったら、「追加」の作業です。まず、除去されずに残った薬剤の増減です。これもOリングテストで行います。次は処方の追加です。ボクは、「まず漢方薬から」です。薬理学的に「切れ味が鈍い」と信じるからです。これは「効果が鈍い」ではありません。生体の自然治癒力にヒットすると「まるで、切れ味が鋭いかのような」効果がでます。漢方の選定には「ツムラ」の一覧表が、かすかに「処方の気」を発していますから、それを手掛かりに選出し、実物のサンプルをOリングテストで確認します。漢方が定まったら、小袋を使って、残りの追加ですが、できれば、次回に回します。「除去と漢方」だけで、心身が変わるだろうからです。①の患者の、薬物については、第４章でもお話ししていますので、併せてお読みください。

②はじめて服薬の患者では「まず漢方」です。漢方が定まったのち、小袋法で、他の薬を決めます。

再来の患者では、まず、薬の減量です。「抜くのが先、足すのは後」です、薬は生体にとって「異物」だからです。「掌山盛りの薬」は、「難病と凡医」の共同作業だと、密かに思います。

『いつでもどこでも養生運動』

ヒトは動物の類ですから、原始時代から文明開化のころまでの数千年間は、ほぼ同じ程度に、運動していました。その後、急速に運動量が減り、近年の不活動は、酷いものです。対策として、スポーツが興りましたが、生活の一部としての運動に比して、偏った、特殊な動きです。しかも、虚弱者や老人には、不向きです。ボクは、万人向きの運動、を工夫してみました。「舌トントン」をセンサーとしますので、まず、センサーを充分に修練しておいてください。すべての運動に際し、『大谷選手に学ぶ』が参考になります。

①**全身ブラブラ**――ベッドに仰向けに寝て、全身を小刻みに揺すりながら、すべての筋肉を緩めます。微細な筋肉まで緩めるつもりで、ブラブラしてください。緩めると同時に、全身の隅々まで、意識を配分する効果、を狙っているのです。コツは、「すべての骨がバラバラに揺れる」感覚、を目指すのです。最終完成時には、意識はすべて、筋肉から骨に移ります。「舌トントン」が止まったら終了です。次に②に進みます。

②**全身筋トレ・ストレッチ**――吸う息の力も借りて、全身を膨らませます。すべての筋肉の、筋トレ・ストレッチの意図です。「舌トントン」を続けて、止まったら、「気持ち悪い」水準ですから、少し戻して、維持します。しばらくで、また止まりますから、緩める、を繰り返し、ほどほどで終了し、縮める動作に移ります。筋トレです。この動きも、「骨同士の間隔が拡がる・縮まる」を目指すのが、コツです。①と同じ要領で、「舌トントン」をセンサーにして、筋トレ終了です。筋トレ・ストレッチは、センサーである「舌トントン」で判定して、「気持ちが良い」なら、数回繰り返します。

③**全身を捻じる**——すべての筋肉と骨を参加させて、全身をいろいろ捻じります。「舌トントン」を続けて「気持ちが良い」間だけで、次に移ります。

④**筋肉お祭り**——全身の筋肉を、急速に揺すったり、伸び縮みする、普通の「運動」です。「舌トントン」がＯＫする、速さと時間で、動きを行います。一休みして、再開するかは、「舌トントン」に訊いてください。これだけは、脈と呼吸が速くなる、通常の「運動」です。イメージでしか知らない、高度な運動、例えば鉄棒やボクシングなども、パントマイムのつもりで、行いましょう。

⑤再度、全身ブラブラで終了です。

一セットを一日一回で充分です。強度・濃度は、人それぞれで、「舌トントン」のセンサーで、節度が守られます。熟練すると、布団から離れて、いつでも・どこでも、行える全身運動です。

『気の鍼の束』

『心身養生、もっと工夫を』（岩崎学術出版社　二〇二三）の6章、「経絡か脳か？　頭の施術」の中で、手の指先から6本の「気の鍼」が出ている、ことを図示しました。また、『神田橋條治が教える　心身養生のための経絡ツボ療法』（創元社　二〇二〇）の中に、掌の「労宮」から放射される「気の鍼」が、「手当て」という施術の本質であることを述べました。**図1**のように、指をすぼめる形をとると、６＋１＝７本の、「気の鍼」の束ができます。正式なツボ療法での「ツボ」は、直径10分の１ミリほどの大きさですし、指からの「気の鍼」は、そのまた10分の１ほどの細さですから、正式な訓練を経ていない、素人には、歯の立たない世界です。だけど、７本の「気の鍼」の束を使えば、「下手な鉄砲も数撃ちゃ当たる」で、なんとか役に立ちます。これに、「舌トントン」を併用すると、７本のどれかが的中すれば、「舌トントン」が滑らかになりますから、有用です。例えば、身体のあちこちの「痛みやこわばり」を、通常の「按摩・マッサージ」の代わりに、「気の鍼の束」と「舌トントン」での、合同処置

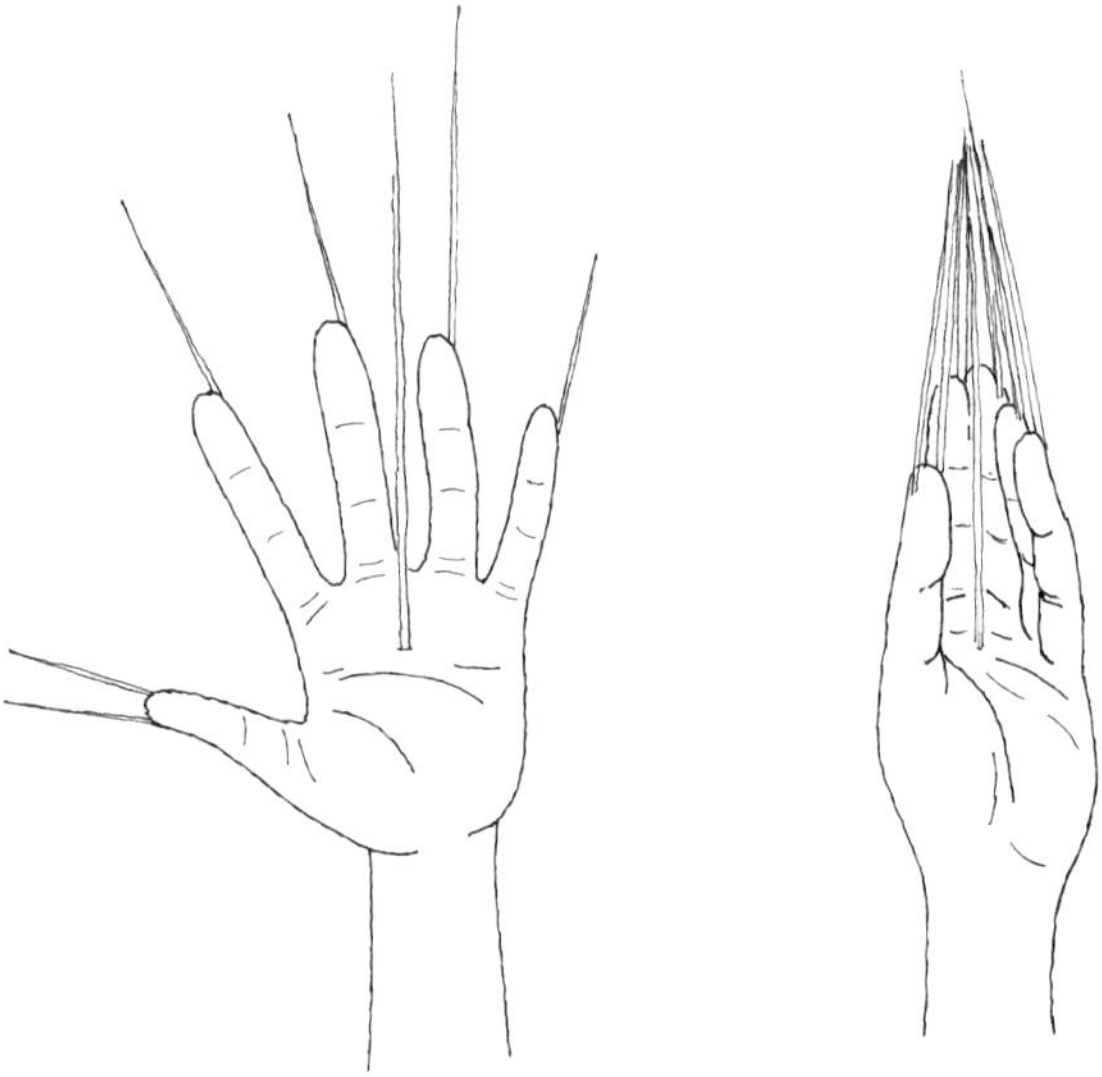

図１

をすると、全く副作用のない処置になります。

ご存じのように、ツボ療法は、「瀉と補」があります。鍼がネジだと見なしたとき、抜く回転が「瀉」で、ねじ込む回転が「補」です。「気の鍼の束」の状態で、「補・瀉」をどう行うのか、が疑問でしょう。ここで「気の神秘」があります。ツボを捉えた状態で、７本の鍼すべてをそれぞれ、「抜く回転」にしたり「ねじ込む回転」にしたり、イメージするのです。どうせ、７本の内の１本だけが、的中しているのですから、すべて同じ回転です。回転のイメージが滑らかでなくなったり、「舌トントン」が重くなったら、「終わり」です。的になった、身体部分が、楽になっているはずです。

熟練すると、さらに高級な「治療」、も可能です。まず「痛み・苦痛」のある場所のツボを、片手で把握しておいて、それを維持したまま、「幻の円盤」で、足先から探索すると、円盤が「邪気」を捉えて、「回転が止まり」ます。その瞬間に、もとのツボの「邪気」が、「淡く」なります。「当たり！」です。もう片方の手を、半ば開いた形、つまり「気の鍼の束」をばらけた形で、円盤表面を探索すると、探索の手の方が、「邪気」をピンポイントで把握します。探索の手の、「気の鍼」を集合して、新たな「ツボ」に施術を行います。これができるようになると、「並の鍼灸師」を超えた、「本職」の境地です。すなわち、「本職」が行う治療を、似たような（しばしば、凌駕した）水準、で行えます。しかも、「鍼灸」との違いは、身体に傷が残らない、ことです。そのことは恐らく、治療の効果が短時間である、ことも示唆します。だけど、いつでも、再度すればいいので、それが、なんの分野でも、「自力」の利点です。

「気の鍼の束」を使った、さらなる「治療」を紹介しましょう。

『気の鍼での深部治療』

これは、「舌トントン」を卒業し、自分の心身ことに、「しかめっ面と目爽やか」で、「邪と正」とを判定できる、段階に達した人のためです。

7本の「気の鍼」にはそれぞれの長さがあります。しかも、心身のコンデイションで、伸び縮みするようです。片方の手の指を拡げて、それぞれの指先を、反対の掌を脱力して、近づけてみると、抵抗を感じるのがその指の「気の鍼」の先端部分であり、治療の効果の強い部分です。特記すべきは、掌の中央「労宮」から出ている「気の鍼」です。これは、「無限」と言えるほど、先まで伸びています。「気の達人」と言われる武芸者、の武器になっているのでしょう。今のボクらには、無用です。

図2をご覧ください。ボクの記述のための、「イメージ地図」です。実在か否かは不明です。まず「皮膚」があります。「気の鍼の束」で、体表のツボを捉えたら、その位置に指を置いて、鍼の束の方向を決めます。いろいろと方向を模索して、「スッと」したら、体内のツボからの

「気の放射」と「気の束7本の、どの鍼かが重なった」と判断します。徐々に、針先を奥へと進めると、いままで「スッと」していたのが「ムッと」して、邪気に突き当たった感触になります。図の層です。少し進めると、前よりも一層心地よい「スッと」、を感じます。目標到達です。針先を、「瀉か補」に回転し（回転のイメージ）、「ムッと」したら終了です。そのままの方向を維持したまま、鍼先を、奥へ進めると、またもや「ムッと」、続いて「スッと」が現れます。今度は、前と反対の回転になります。「ムッと」が起こり、鍼の回転が鈍ったら、終了です。

いろいろな人に試してみると、エネルギーが満ちている、「実証」の人では、浅い

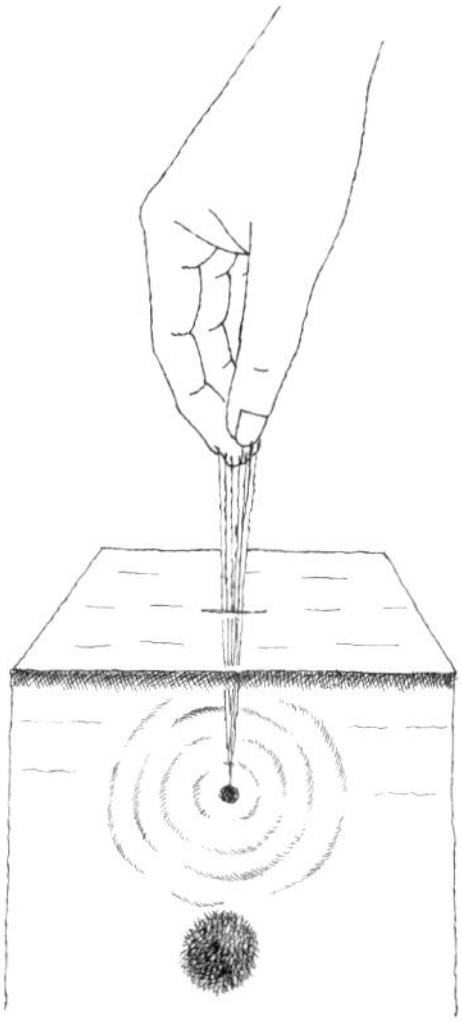

図２

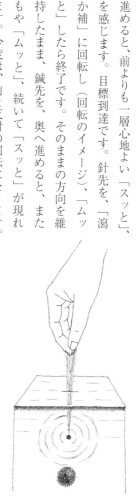

層が「瀉」で、深い層が「補」。です。しかも回転は7：3の割合ぐらいで、瀉が主です。体力の落ちた「虚証」の人では、浅い層が「補」で、深い層は「瀉」で、8：2ぐらいの割合が多いです。虚証でも実証でも、「浅い層が治療の主領域」「深い層はおまけ」、であることが分かります。

終了したら、「気の鍼の束」を抜きますが、抜いた跡をどうするか、が疑問でした。いろいろと試行して、でた結論は、「外界が悪い気の時は、掌で擦って、跡を閉じる」「外界の気が良い時は、跡を開いたままにする」のが良い、ことが判りました。そこで、連想が閃きました。ボクらが、森林や海岸で、「アー良い気持ち」となる時は、単に、外界が良い気に満ちている、だけでなく、それを感知した生体が、「気の膜のツボ」を開き、その体感が、「気持ちが良い」なのだろう、と思います。連想は進んで、患者にとって、「気持ちが良い」診察室と「気持ちが悪い」診察室とがあり、診察室の備品の、環境整備が大切でしょう。もっとも、主要備品は、精神科医自身でしょうが。

『若々しい体型』

『「心身養生のコツ」補講51〜104』（岩崎学術出版社　二〇二二）の第52講「骨盤を立てましょう」をご覧になった、東洋医学の先輩、徳留一博先生から、骨盤矯正に有効な「ツボ」があることを、教えていただきました。**図3**に示す「居髎《きょりょう》」と言い、二本の経絡が交差する、重要なツボだそうです。ボクのバイブルである、芹澤勝助著『ツボ療法大図鑑』（リヨン社　一九九五）を見たら、正確には、「腸骨窩の陥中に取る」とあります。腸骨の内壁の近くにある、の意です。自分の骨盤を、「気の鍼」で探ると、確かに、腸骨内壁に「邪気」を感知し、その瞬間に、「腰から上、全体が爽やか」になります、しかし、正確に捉えるには、熟練が必要で、一般の人には難事です。そこで、「気の鍼の束」の登場です。これだと、素人でも、「ツボ」を捉えることができ、若々しい姿勢を取り戻せます。やり方をお話ししましょう。

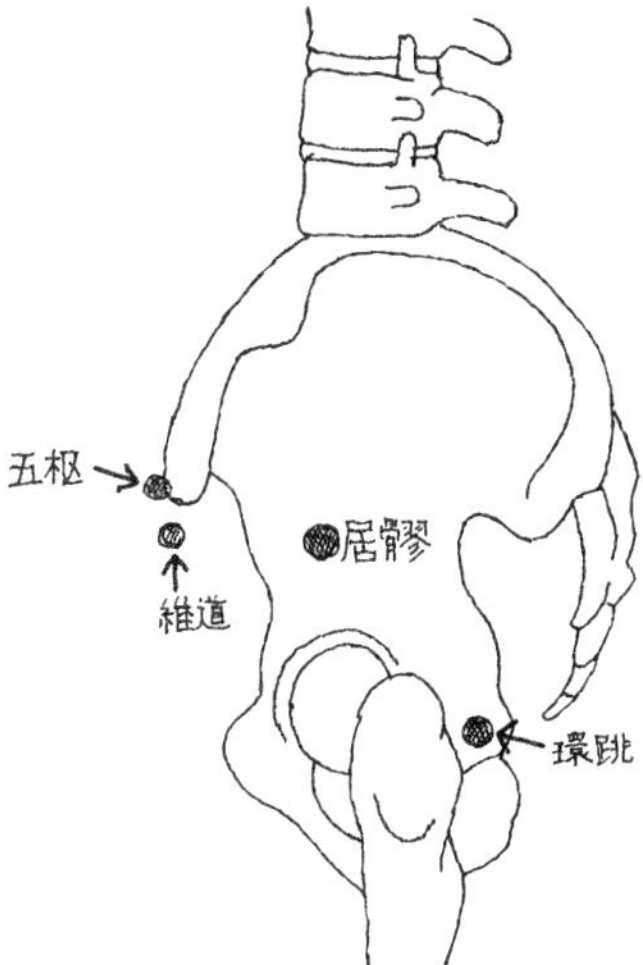

図3

普通に立ちます。「気の鍼」を束ねた指先を、左右の腸骨の、前面の縁の、一番高い位置に当てて、少しずつ、縁を前方（下方）へ辿ります。やや「スーッとする」位置を探し当てます。「舌トントン」ができると正確ですが、たいていの人が、「スーッとする」だけでも判定できます。「気の鍼の束」を、腸骨の縁から1センチほど内側（膀胱側）へ移して、腸骨壁の内側に添わせると、「爽やかな気持ちいい場所」を、探り当てます。その状態を維持しながら、ゆっくりと歩行します。二〜三メートル歩いたら、立ち止まり、背伸びして、直立すると、腰骨が立ち、猫背が軽くなり、目がパッチリします。脳の血流が改善したのです。折々に行って、「若返り」の錯覚を楽しんでください。

付録として、両方の仙腸関節と、その延長である腰椎の両脇にも、「気の鍼の束」を送ってください。さらなる「腰痛の緩和」が得られます。背骨の可動性が、回復したのです。

これらの効果は、『「心身養生のコツ」補講51〜104』の、「骨盤を立てましょう」、と同じですが、物理的矯正である「整体」と、気の操作による「自力矯正」との、メカニズムの違いです。当然、「気による矯正」の方は、細かな「矯正」も、同時に起こりますし、速効です。その代り、一回の効果は僅かで、繰り返し・積み上げ、が必要です。「整体」では、一回で大きな矯正が得られ、細部の変化は、日常生活の課程で、順次、付加的に起こってきます。専門家による施術の場合も、同じです。

以上の経験から、「ツボ」の本体は、深部にあり、それからの「気の放射が、皮膚表面に投影されて、「体表のツボ」になる、ということが分かります。さらに、ツボからの「気の放射」は、無数にあり（芹澤先生の本には、三六〇以上と書いてあります）。まるで、「鍼ネズミ」です。そして、それぞれの「気の鍼」を、「状態次第で」、つまり「生体の希求に応じて」、「補・瀉」に捻じったり、鍼灸をしたりするのが、「ツボ療法」です。

その連想から、「鍼ネズミ」をまとめて治療する手技、を思い付きました。「渦の気功」128頁をご覧ください。

その前に、「気の鍼」の本体についての、ボクなりの思弁、を語っておきましょう。思索好きの人のためでもあり、実施者の、気分の安定にも、役立つだろうと思うからです。

『気の鍼』とは

なんの根拠もなしに、ボクは、「単細胞」では、情報のやり取りは自在であるが、複数の細胞になると「いのち」のための情報伝達が不自由となり、伝達の道具として、「気」が必要になった、と前提しています。細胞数が増えて「組織」となると、組織独自の必要性から、現在の「気と経絡」が完成した、と思います。途中経過は飛ばして、個体は、「気」の交流だけで、必要なコミュニケーションができていた、「植物」の段階から、種々の経緯で、「音と身振り」を経て、

「声」というコミュニケーション手段を発展させました。高等生物では、この三種のコミュニケーション手段が混在しています。このことを頭に入れて駆使すると、臨床の情報伝達が、格段に豊かになります。なかでも「気」は、根源的なコミュニケーション手段です。臨床の場での「気」の活用のコツは、「気」を「声なき声」と見なすことです。そして、「症状」を「声」と見なすのです。「声なき声を聴く」「声を封じられて、声なき声が叫ぶ」「声をあげて、声なき声は静まる」「声なき声も、声も嬉しそう」「声も、声なき声も出なくなった」などの例は、即座に思い浮かべることができます。途中の「音と身振り」は、補助手段です。「気の鍼」は、「声なき声」の集合体です。

「気の鍼」を、二種に分けると、便利です。一つは、病む生体が発する「声」です。「苦痛や悦び」です。自然物です。今ひとつは、治療者の「コミュニケーション手段」です。「探索感知の道具と、治療処置の道具」です。「声なき声」を道具にするのです。だけど、治療者とて生き物であり、十全たる生体ではないので、病む生体としての「気の鍼」も混在します。事態は複雑になります。

補正するのは、「声ある声」です。「情報公開」という、本質として、「しらけさせる」手続き、の善用です。つまり、神仏でない、生身の治療者には、必需の方策です。多くの医療事故や悔いを防ぎ、患者と治療者とを守る、「コツ」です。

『骨バラ・筋トレ』

これは、本質としては「治療法」ではありませんが、すべての人にとっての「養生法」となりますので、教えてあげることが「治療」になります。ことに、高齢者にお勧めです。「しなやか、の復活」です。

「しなやか」の極みは「赤ん坊」です。新生児では、抱き上げるのに技術が必要なほど、グニャグニャなこともありますが、ほどなく、「いのちの塊」の充実となります。その状態での構成は「骨バラバラ・全筋肉参加」です。恐らく、すべての骨の接点が柔らかで、微細な筋肉までも、動きに参加している、状態です。高齢者の身体が失っている要素です。思うに、「骨バラバラ・全筋肉参加」は、それを遂行する上部機関すなわち「神経系・循環系・内分泌系」の活動を反映し、同時に、下部機関の「活動」に繋げるので、「運動は健康法」という常識の「核」でしょう。それはともかく、「気持ちが良い」質の運動は、日々の健康法の常識でしょうし、老化への抗いとなりましょう。だけど、「若々しい・かのような心身」へ、ですから、若い人向きの「鍛える」運動は、「反健康・年寄りの冷や水」です。そこで、老人や病弱者にも安全な、「若返り法」を考案してみました。「すべての骨の接点を緩め、微小筋肉を復活」です。

まず、微小な骨たちの「接点・関節」の緩めです。それを「意識」できなくてはなりません。非専門家は「骨格」の微細なイメージを描けませんから、インターネットで、全骨格の模型を購入してください。四分の一（五〇センチ）位の模型が、三千円ぐらいで買えます。頭蓋と胸郭と骨盤は、関節部が固定されていますが、イメージで、可動性を補ってください。

骨格標本を自分の体に写し込んで（イメージ作業）、感じ取れるようになるまで、練習しましょう。両手の指で、自分の体を触りながら、練習しましょう。指からの「気の鍼」が、すべての骨と関節空間を「感知」できるようになると、準備完了です。と言いうよりも、すでに「効果」が顕れて、「気持ちが良い」はずです。「気功整体」の効果です。

あとは「指からの七本の気の鍼の束」を使って、「気になっている」身体の部分の、骨と関節腔を、拡げたりしましょう。これは、イメージ作業であり、実態は、骨周辺の微細筋肉を、動くように仕向けているのです。作業の途中で、時々動いてみると、「気持ちいい」体感が新鮮で、「やる気」が高まります。

熟練すると、実際に手の指を使うのではなく、イメージの指だけで、骨を（関連する微小筋肉を）動かせるようになり、退屈な会議の時の「暇つぶし健康法」になります。

しなやかな身体は、しなやかな「こころ」をもたらす、ことに、驚いたら、「完成」です。

『子宮の中で』

探索の道具としての「気の円盤」を使って、「幼児期の愛着障害」の発生年齢、を探索していて、マイナス1歳、という判定が出たことをきっかけに、「胎児期の愛着障害」と、その探索・診断法としての、「幻の竹串」を考案しました。障害への対処として、「アーアーの気功」を考案し、『心身養生のコツ』（岩崎学術出版社　二〇一九）に載せています。しかしあの方法は、どうも煩雑なのと、自分でやる気のある人、にしか役立ちません。「胎児期の愛着障害」を持つ人は、「究極の自己中心」「対策としてのナルシシズム」を特徴としますから、他人が考案した方法などは、拒絶しますので、ほとんど使われません。その後、「胎児期の愛着障害」とは、つまるところ、「子宮内環境の粗末、に耐えるための、悲しい自立」だと考えて、「自前で設えた、心地よい子宮」ならば、受け入れやすいだろう、と新しい考案をしました。「幻の子宮」です。

やり方は簡単です。寝床でするのが、雰囲気が馴染みます。まず、手足を縮めて、胎児に似た姿勢をとります。厚さ二〇センチほどの、柔らかな素材でできた袋、の中に居る、とイメージします。「幻の子宮」です。臍から、「幻のへその緒」が生えて、壁の内側に張り付いて、栄養を得ている、とイメージします。呼吸は、鼻からするしか、仕方ないですが、「へその緒」からも呼吸している、とイメージすると、イメージの胎盤、の実在感が濃くなります。子宮内は、液体で満たされていて、胎児は浮いたような状態にある、とイメージすると、現実感が濃くなります。幻の子宮は、頭頂部の真上に「子宮口」があり、液体は外界と出入りしている、とイメージすると、閉塞感が起こりません。充足感のある間は、これを維持し、窮屈感がでたら、「へその緒」

を消し去り、子宮壁を淡くして、消し去ります。出産のイメージ、は不要です。代わりに、手足を一杯に伸ばし、「誕生」です。「平和な充足感」が、新鮮なはずです。何より、「幻の竹串」が、スーッと通ります。「自立」から「ともに」へ、の変化を感じるかも知れません。

この手技の、優れた特徴は、治療者が、「施術」として、してあげることができることです。胎児の姿勢、だけをしてもらって、あとはすべて、治療者の、無言のままの、「イメージ」送り込み、で行えます。もちろん、治療者自身が、自身を胎児にしての、手技全体を、熟練していなくてはなりません。

「幻の竹串」が刺さるようになった人、の体験・自覚は、「対人緊張の低減」、「自他の峻別の淡さ」です。「自然に、ともにある」気分です。恐らく初体験です。

ところで、偶然にも、新しい面接技術の発想がありました。自身の軀幹一杯の大きさの「子宮」のイメージを保持して、相手の言動を、その中へ引受けて応対すると、こちらの応対の言動が、温かな「受容」の「質」になります。攻撃的な雰囲気が皆無となります。お試しください。

『二種の愛着障害、への治療』

二種の愛着障害について、整理しておきましょう。①「胎児期の愛着障害」と②「育児期の愛着障害」です。二種の「愛着障害」を併存している患者も、少なくありません。

②から取り掛かるのが原則です。「時間的に近くから」です。

「育児期の愛着障害」の基盤は、胎児の「一体感」から、「皮膚接触による疑似一体化」としての「おんぶ」を経て、見つめあうという視覚的一体化、が個別化を準備するのが、滑らかなのに、「抱っこ帯と早すぎる見つめ合い」の登場で「おんぶによる一体化」が「早期剝奪」されている、ことが主要原因だと考えて、「おんぶ」治療を考案しました。『心身養生のコツ』（岩崎学術出版社　二〇一九）をご覧ください。何歳になっても有効な「治療法」です。実の母にしてもらうのが、一番有効ですが、そうでなくても、それなりに有効です。おまけとして、実母自身の「抑うつ感」が軽減します。「こころの歴史の整理」になるのでしょう。「夕焼け小焼けの、赤トンボ、負われて見たのォはァ、何時のォ日ィか」が大切なのです。「おんぶ」抜きの、突然の「見つめ合い」は「突然分離」です。

「胎児期の愛着障害」が、難物です。診断は「幻の竹串」が刺さらないので、簡単です。治療は122頁『子宮の中で』をご覧ください。あそこでは、治療の効果として、「幻の竹串」がスーッと通ります、と書いていますが、そのご観察すると、通るのは「数センチ」に過ぎず、「断固拒否」の味が消えたという程度です。それでも、生命体への治療効果は絶大です。以前、原田誠一先生が「幻の竹串が刺さらない人には、二種があって、特に優れた人もある」と語っておられたのを思い出して、たくさんの著名人の写真で、試してみました。すると「断固拒否」の味の有無で判定するのが良いことに、気がつきました。そこで、「数センチ群」と「断固拒否群」とに分けてみると、以下のようになります。まず「数センチ群」は、チャップリン、リンカーン、キング牧師、ガンジー、西郷隆盛、などがあります。「断固拒否群」は、ヒトラー、東条英機、スターリン、トランプ、などの独裁者が並びます。さまざまな著名人の写真で、「幻の竹串」の技術修練、をしましょう。われわれの領域では、「数センチ群」は、フロイト、ウィニコット、スキナー、臺弘、中井久夫、河合隼雄、などの著名人があります。「断固拒否群」には、ユング、メラニー・クライン、森田正馬、古沢平作、小此木啓吾、などの著名人があります。そこからはボクの思弁ですが、「数センチ群」の方々は、自分の宿命の「胎児期の愛着障害」を自力で克服されたのでしょう。その苦闘が、資質を素晴らしく開花させたのでしょう。

それはともかく、存命中の理論家の中の、「断固拒否群」の方は、当然「エビデンス・ベースド」の世界に親和性があり、論客となられます。現場の治療者には「数センチ群」の方々が多く、みなさん、優れた治療者であり理論家であり指導者です。その方々の特徴は、「甘え」概念が排除されていることです。「胎児期の愛着障害」者には、未知の体験だからです。胎児期の愛着障害のない（普通人の）、臨床家はたくさんおられ、理論家でなく、歴史に残る有名人、にはなられませんが、多くの弟子を育てておられます。甘え関係を具現しておられます。身近に接したのは、桜井図南男、西園昌久、山村道夫、パデル、の方々で、さしたる理論を残しておられません。

土居健郎先生は著作を山ほど残されましたが、内容は、理論構築より、治療の知恵・人間理解の水準です。

それよりも「幻の竹串」をいろんな人のイメージに刺して、遊んでください。ボクは「道具」で遊ぶのを「本分として」生きてきました。

遊びのついでに、与謝野鉄幹の写真を見ると、「断固拒否群」です。彼の、女性遍歴は凄いものです。そこで、「柔肌に」触れていても、「あつき血潮に」触れることのできない彼の業を、哀れみ許して、与謝野晶子は、あの歌を詠んだのだ、という、新しい解釈を連想しましたが、まあ素人談議です。

『初診の型』

治療は援助活動ですから、まず出くわすのは「愛着の障害」です。これまで、あれこれ述べてきた技法を整理しながら、「出会い」当初から述べてみましょう。「いま・ここから、スタート」が原則です。

①まず出くわすのは、これまでの治療関係でのトラウマです。来院の経過や、病歴の聴取の際に、薬物を含めた、「治療」のトラウマの整理を念頭に置きましょう。プラスやマイナスの体験の整理です。「いま・ここ」に現れています。これを行いながら、「フラッシュバック」と、

「発達障害」のサインを、脳で観察します。視診だけの観察です。『精神援助技術の基礎訓練』（岩崎学術出版社　二〇二三）をご覧ください。

②次は、フラッシュバックの確認と治療です。『精神援助技術の基礎訓練』をご覧ください。内容を訊くと、フラッシュバックを誘発しますから、「ある・なし」の確認だけにします。確認の形態をとっていますが、本質は「治療操作」の意図を開示しているのです。

③次に、「育児期の愛着障害」を標的にします。「いま・ここ」に現れている影響だけが標的です。「円盤の気功」が手技です。『心身養生のコツ』（岩崎学術出版社　二〇一九）をご覧ください。

④次は「幻の竹串」を使った「胎児期の愛着障害」の診断です。

⑤以上が終了したら、その所見をまとめての「見解・仮診断」を伝え、ここから、はじめて病歴聴取のスタートです。「救急医療医」の手順がモデルです。患者と家族に、病歴陳述のための構想をまとめさせる効果があります。以後の診療の進め方は、病者側の陳述に添って流れますが、①〜⑤までの前処置の有無が、整った精神科診療を準備します。

『渦の気功』

本書でお気づきでしょうが、ボクの診断・治療は、「気」を中心に展開するようになってしまいました。思えば、「東洋医学」は、「気」を中心概念としているので、それへ傾斜している、ボクの思考の、当然の帰結なのでしょう。今では、全身の「ツボ」、から噴出されている「気の鍼」、を感知できるようになりました。全身のツボは、三六〇以上あるそうです。確かに、ボクの感知では、生体はまるで、「鍼ネズミ」です。そして、現時点で治療を求めているツボは、濃く、感知されます。しかし、常に、複数の「気の鍼」が感知されています。

噴出されている「気の鍼」には、二種類があり、「ネジ釘を差し込む回転を求めている」、すなわち、「補」を求めるツボと、「ネジ釘を抜く回転を求めている」、すなわち「瀉」を求めているツボと、が混在しています。

「舌トントン」をしながら、「幻の指」で、回転してみると、「瀉・補」の選択は容易です。さらにボクは、指ではなく、「直径5ミリ」ほどの、イメージの「気の渦」、を使えるようになっています。しかしそれでも、三〇〇以上もある「気の鍼」を、一本ずつ「施術」するのは、不可能です。試行錯誤の末に、到達したのが、「渦の気功」です。まず自身、布団に大の字になり、「鍼ネズミ」状の、「気の鍼」を、「イメージ感知」します。想像ではない、実体感のイメージです。「直径5ミリ」ほどの、「気の渦」の大群で、全身を隈なく（布団の下まで）包み、まず、「瀉の回転」です。「抜く」を先にするほうが、何となく、全身が、スッキリした体感、になります。「舌トントン」を続けて、止まったら、「補の回転」です。「舌トントン」がとまったら、再び、「瀉の回転」です。「舌トントン」をセンサーにして、「瀉」「補」を、交互に行いますと、三〜四回ほどで、「瀉・補」終了となります。何か、「心身爽快」となります。以下は空想です。「全身からの気の鍼」の鍼ネズミから、まず、「瀉を求めている鍼」で、「実のツボ」を治療し、次に、「補を求める鍼」で、「虚しているツボ」を治療するのだ、と考えると、辻褄が合います。

面白いのは、他の人にも、立位で、背後に立ち、自他二つの体を溶け合わせる、イメージで、同じ施術、ができるようなのです。これから、複数の人で、試してみようと思っています。

さらに、とんでもない、「感触・体感」が生じました。「鍼」という、「硬質」の感触に、違和感が生じたのです。特に、他者に施術しているときに、違和感が濃いのです。ふと思いついて、「鍼」というのは、使っている道具、からの連想であり、生体から噴出しているのは、ごく細い「気の渦」なのではないか、との連想です。もしそうだとすると、「名人・達人」ほど、細い鍼を使う、との伝説や、「気の鍼」というボクの体感や、施術での、「補・瀉」の回転やらと、しっくり馴染みます。「金属ではなく、ごく細い気の螺旋だ」と思うだけで、何か、施術が、幸せな感触に、感じられます。錯覚・暗示の一種でしょうか。まあいずれにしても、施術自体には、影響はありません。ただこちらの心身には「やさしさが増える」効果があります。健康法です。

第9章　さまざまな、架空症例

『神田橋條治の精神科診察室』（ＩＰＡ出版　二〇一八）では、架空の症例を七例挙げて、診断・治療をお話ししました。自慢できる出来栄えなので、『精神援助技術の基礎訓練』（岩崎学術出版社　二〇二三）でも、同じ症例群を引用しました。今回も、幾つかの症例、しかも、前七症例とは異質なものを創作して、診断・治療を論じようともくろみました。前回は、白柳直子さんという臨床の達人が、絶妙の「突っ込み」を入れてくれて、症例の肉付けをしてくださったのですが、一人で空想したのでは、なかなか、存在感ある症例が描けません。小説家は凄いナアと感服です。愚痴を言っても始まらないので、進みましょう。最近のボクの診療で、頻度の高い症例の空想症例にします。さらに今回は、診断別でなく、原田先生の状態像に倣って、来院時の主たるテーマ別にしましょう。臨床場面に近づける意図です。

ここで、お断りしておきます。ボクの日常診療では、「胎児期の愛着障害」「育児期の愛着障害」の診断・治療のケースが、多数を占めています。特に「治療困難例」「人格障害」「性格障害」などとラベルされて、不幸な治療を受けている、人々です。年齢も多岐にわたっています。だけど、その病状の基盤にある「愛着障害」への診断・治療については、『心身養生のコツ』（岩崎学術出版社　二〇一九）の第11章『愛着障害』に、充分に書いていますので、重複を避けて、本書では省きました。そちらを参照してください。

症例1『お手上げの患者』

「46歳女性」――精神科クリニックからの紹介です。病状が転々と落ち着かず、入院治療の可能性を含めての、患者紹介です。治療者・患者、共に困り果てての来院です。詳細な経過報告、を記載した紹介状と、お薬ノートを持参です。「困り果てた」、すがるような表情で、入室されます。内科にも通院しておられ、二か所からの投薬、はたくさんです。服装の整い、挨拶のなめらかさ、波長合わせの整いから、精神病状態の匂いはありませんので、取りあえず、原田憲一先生の「不安・緊張状態」です。「まず援助」です。「いま・ここ」の場への適応、は健全であると判断し、第一声は「もう・長いんですねえ?」と、声掛けます。その時、紹介状を、チラッと眺めている（まだ、内容は読んでいない）ので、その文字量からの推測である、ことを雰囲気で伝えます。初対面の挨拶（関係造り）が、滑らかであったら、紹介状を手に取り、読みながら、紹介者とボクとの関係を伝えます。「外来で無理だと思われたら、よく、ボクに紹介されるんですよ」とか、「まったく存じ上げない先生だけど、どういう経緯で、こちらに紹介されたのかなあ」と、七割ぐらい独り言として、呟きます。こちらが困惑している雰囲気です。それに対しての、患者の応答の、タイミング、内容は、健康部分の情報として、貴重です。その延長上に、治療関係を設え・維持すると、滑らかです。紹介は、前医や患者自身の、『お手上げ』部分ゆえですから、その部分を援助・解決したのち、もとの主治医に戻ってもらう、を（心に秘めた状態で）維持するのがコツです。これは、もとの治療関係の雰囲気を、「その延長として、背負い込む」、のを避け、新しい関係を作る、ための、パラドキシカルな、技法であり、同時に、倫理的でもあります。加えて、もとの治療状況を「話題にする」、必要が生じたときのための、準備でもあります。「臨時相続」の雰囲気です。

まず、「転医」という事態についての、相互理解を整えます。前治療者の「お手上げ」部分と、それへの患者の「理解」との、「一致・不一致」、を明確にする、対話を行います。多くは、「治療の停滞・不安定」で一致していますので、この「遠くから、異物感から」の手順は、引受けてからの「いま・ここから」と逆の流れです。「まだ、貴女を引受けたわけではない」とのメッセージが込められています。「紹介患者」の場合に限定した応対です。「患者にとっての、遠くから近くへ」は、安全関係構築のコツでもあります。通常の人間関係の初対面と同じ手順です。「幻想的なものを排除して、現実関係を築く」操作です。「引受けた、新関係」、を固めたら、治療関係をスタートです。

開始の冒頭は、「いま・ここから」です。ケースでは、「薬物との相性」の確認作業、を提案します。患者にとって、最も「異物感」の確かな、「治療構成物」だ、と推定するからです。「ともかく、薬が多いから、身体が嫌うものを除いて行きましょうかねえ、もとの病気と副作用とが混じって、分からなくなってる、でしょうから」と伝えて、同意が得られたら、「Oリングテスト」で、「×」の薬を選び出します。内科からの薬も、「Oリングテスト」で、判定します。次は、「副作用があっても、効いているものを止めたら、危険ですから」と、それぞれの薬の、効用と副作用を、「専門書」で、一緒に調べ、患者のスマホのカメラで撮影してもらいます。「書籍」は、治療者の生身から切り離されていますから、治療者への「信頼・依存・疑惑」の及ばない、中立情報であり、シェアード・デシジョン・メーキング、の基盤としての情報です。スタートから、「寄らしむべからず、知らしむべし」を心がけることは、「マジカルな依存」、を防ぎ・減らします。「マジカルな依存を、意図的に使って、患者を支える」は、通院治療が可能なレベルの患者には、控えるべき、強制治療などの、「緊急の方便」です。

この患者では、以上の、共同作業的治療操作、をしながらの、脳の観察で、「フラッシュバックの脳」があることが判りましたので、「急にパニックになるでしょう？　まず、その治療をしましょう」と告げて、ベッドに腰かけさせ、靴を脱がせて、片脚から、「筆の気功」を開始します。開始寸前に、「これは、すぐに、効果を実感できますよ」と告げて、開始と同時に、やり方の説明をしながら、こちらが、両手でしてあげて、五回したら、次は、同じ側の上肢に、「筆の気功」をします。下肢からするのは、触られるのは、脳に遠い場所からの方が、緊張しない、からです。片方の上・下肢をし終えたら、そちら側の前額の「フラッシュバックのサイン」、が消えている、ことを見極めてから、「そちらの大脳半球が楽になっているのが、分かる？」と問います。ほぼ半数の人が、自覚できます。次は、おなじ操作を患者自身にしてもらい、正確なやり方を指導します。左右を終了すると、ほとんどの人が、「脳が楽になった」と自覚できます。

再度、薬物を脳に当てると、さらなる減薬ができたりします。毎夕、「焼酎風呂」（『心身養生のコツ』〔岩崎学術出版社　二〇一九〕参照）、に入るように勧めます。湯からあがった後、湯が「邪気に溢れている」、ことがわかるかも、と伝えます。

次に、薬効から見て、除去可能なものを抜くこと、を提案し、内科薬の減薬を、内科医と相談するように伝えます。

以上で初診は終了します。必要と思う薬物、を追加することもありますが、原則としては、減薬だけにして、一週間後に来院される、ように伝え、その時に「返書」を書く、と伝えます。本日だけの「仮診断」を告げます。「心的トラウマの、フラッシュバック」です。

最後に、当人の疑問・要望などを問うて、現時点での見立てと、治療方策をお話しします。この方は、自分でも、治療者からも、「お手上げ」状態となっていた患者です。多種大量の薬物投与、になっている病者の多くは、本人も治療者も、「お手上げ」状態で、ひたすらの「薬物依存」に、両者が嵌まり込んでいるケースです。治療者・被治療者、両者の「自主性・自律性」の回復、が当面のテーマです。この方の最終診断は、さまざまな人生のテーマを背負っている人の、「初老期うつ病」として、思春期以後の、いろいろな課題、を乗り越えてきた際の学習体験、を話し合うことと、漢方治療を中心に置き、健康食品の愛好家になる形で、「こだわりやすい」性格を活かして、老後に向かう姿勢、ができました。おおよそ半年で、「内科の治療を中心」になりました。

まとめ――「フラッシュバック」には、有効な向精神薬がありません。ボクは二〇年ほど前に、「神田橋処方」を考案して（『心身養生、もっと工夫を』〔岩崎学術出版社　二〇二三〕第17章をご覧ください）、多くの方に使ってもらっています。しかし、突発的な不安・興奮を、「フラッシュバック」と診断されずに、興奮に対して、「お手上げ」となり、大量の向精神薬で、「薬漬け」にされている人があります。最も悲惨なのは、言語表現が貧しい、知的「障碍者」の施設で、興奮に対して、薬物投与ではなく、やむ無く、「抑制帯・手かせ・足かせ」をされているケース、がしばしば見られることです。ぜひ「筆の気功」を朝夕してあげてください。急速に改善されます。

症例2『発達障害』
「13歳女児」――スクールカウンセラーに、勧められての来院です。入室の瞬間に、同伴の母親と本人の両方に、駅伝ランナーが、次の走者へバトンタッチする際、に見せる、「ホッと」した雰囲気、が漂います。診察室までの、順送りに相手した、受付のスタッフの応対の効果です。伊敷病院全体に満ちている、「ケアテイカー」の雰囲気を、ありがたいと思います。双極性障害の初発は、全般に、この年齢であることを、チョット頭に浮かべます。左前額の、ブローカー中枢下縁のあたりに、邪気をみとめますので、「発達障害」がある、と判断します（『精神援助技術の基礎訓練』〔岩崎学術出版社　二〇二三〕をご覧ください）。「発達障害」は、さまざまな下位分類が、盛りだくさんに、出続けていますが、ボクは、発達障害の脳、への援助は、「脳それぞれ」だと思い、「診断書」を書くとき以外は、分類を、さして気にしません。要は、無理をせず、できることを集中して行うと、それが「精神療法」である、と同時に「脳トレ」であり、「無理で苦しい」「頑張る」時間、が増えるほど、「不健康法」だ、という「養生原則」、を堅持するだけです。まず、現在の生活の困難部分を、母子から聴取します。内容も大切ですが、そのデータは、「伝聞」です。他方、「語る」様子の観察は、「生のデータ」として、貴重です。

妊娠・出産・成育の歴史は、「生命体」に関する情報です。「三歳児」時代の様子は、精神の生得の特質について、決定的に重要なデータです。この子は、「積み木」を弄って、終日遊んでいた、と母が言います。「手を使う・イメージを使う世界」に馴染む脳、であったと推測します。絵本・文字・猫と遊ぶ・音、などなど、三歳児の時の、さまざまな志向は、その子の脳の、基本的特性を表しており、終生変わりません。それを顧慮しない「早期幼児教育」などは、資質度外視の、「苦役」かもしれません。サーカスの訓練プログラム、についてゆけない動物の、苦しみと行く末、を思い浮かべます。信頼できる指標は「幼児が示す、悦びと充実の雰囲気」です。「生き甲斐・意欲」の素地です。このケースの子は、「刺繍」などが良いかもしれません。しかし一般論としては、筋肉活動が優位の資質の子は、玩具専門店に連れて行き、あれこれ触らせるのがコツです。運動系の子は、「落ち着かない子」と、負の評価をされますが、畳半畳の「トランポリン」で、生き返ります。あとは父親の出番です。フィールド・アスレチックへの道です。ともかく、子どもは、知識も経験もありませんが、自分の資質との相性は、「実物に対面する」と、資質が「ＯＫ・ＮＯ」を判定します。動物園・水族館・植物園・図書館・美術館、は狙い目です。

このケースの場合は、母のスマホの父親の映像で、父のブローカー中枢の邪気、を確認し、遺伝の説明をします。「ガッカリと、ホッと」が反応です。謎が解けたからです。知的生物であるヒトでは、「分らない」のストレスは重要です。父の職業が、「技術屋」である、ことが分かったので、この子の三歳時の様子を含めて、「父の素質の遺伝」と判断して、技術職への将来、を提案し、ネイチャーメイドのビタミンB6の1錠とマルチビタミン・ミネラルの1錠を奨励し、一月後の来院を予約します。そのころには、「テレビを観ていて、お母さんが話しかけるとテレビの内容が分からなくなる、のが治る」と予言して、脳の発達の証拠だと告げました。

まとめ――発達障害の急増は、水俣病に類似の、化学物質のせいだと「盲信?」していますので、症状を消すべく向精神薬を投与するのは、エヴィデンスなどの根拠があっても、ハマス撲滅のための空爆、に似ていると連想して、極力避けます。体内（脳内）に入れるもの、すべてを、脳に当てて判定し、「邪気」が出るなら「禁止」です。表に出ている「症状」の緩和より、「いのち」尊重、未来尊重です。ＨＳＰの有無も判定します（本書の101頁参照）。その後、この子は順調に成長し、限られた友人もでき、将来は美容師を志す、と言っています。精神科症例での「歴史調査」は「原因探しより、資質発掘」に重点を置くべきです。

症例3『恋の行方』

「60歳女性」――もう、久しく通院しておられます。うつ状態が遷延し、抗うつ剤や漢方をあれこれ試みても、一進一退です。ボクの定番の治療仮説、「あらかじめ失われた人生」、の再生」、を提案してみると、若い時の恋愛体験、を回想されました。相思相愛であったけど、親の反対で諦め、見合い結婚し、二人の子どもはそれぞれ家庭を持ち、夫は死去して、一人になったので、若い時分に憧れた、日本舞踊を習うことにして、老後の生き甲斐ができました。ところが、師匠（男性・既婚）が、あれこれと接近してきて、信頼できる人柄なので、自分も内心、好意を抱いているけど、「不倫」の関係はイヤである、と語られます。苦し気な様子を見て、ボクのこころに、「援助欲」のようなもの、が湧くのを感じ、師匠の内にも、同じものが湧いているのかな、と連想しました。そこで、「墓場に近き老いらくの恋は、怖るる何ものもなし」という歌を教え、インターネットで、調べるように勧めました。次の診察の時も以後も、お互い、そのことには触れませんでしたが、患者は日ごとに明るくなり、ほどなく、治療終結となりました。

まとめ――こころの内にある「しこり」は、「こころ」を不自由にさせ、「いのち」を不自由にさせます。精神療法とは、個人の中で情報での流通・化合・統合、が滑らかになることを目指すのであり、自分だけの「秘密」は、健全です。他者への「告白」が必要とされるのは、「解明し・検討するという、不自然な事業のため、次善の策であり」、「いのち」という、自然のありようにとっては、妨げになります。ボクの「こころ」に湧いた、「援助欲」は、言葉で「開かれる」ことはなく、行動に移されました。精神分析では「アクティングアウト」と、貶められますが、この方が「生きる自然」なのです。「不言実行」と言います。「開かれた心」とは、「意識され・語られず・ただ行われる」の意味であることが、ようやく、実感をもって理解・実行できる齢になりました。

症例4『治療共同体』

「26歳男子」――両親に伴われて入室。まず父親、次いで、本人、傍らに母、背後に、当院の男性看護師。恐らく、受付時に、不穏な雰囲気だったのだろう。硬い表情。ボクは、自分の命門のあたりに、「安心していいのよ」というコトバ、を思い浮かべ、無言のまま、椅子を勧めます。ボクのノンバーバルな雰囲気が、急性期の統合失調症者には、伝わるからです。椅子は、診察机の角が、ボクと患者とを隔てており、互いの上半身しか対面しない、位置にしつらえます。対人緊張への配慮です。患者が坐ったら、男性看護師に、「ありがとう」と言って去らせます。父と母との雰囲気を観察し、情緒的に薄い、と感じられる父親に、話しかけます。六割ぐらいの注意を父に、四割を母と本人のカップルに置いて、ボクと父との情報交換に対する、カップルの反応、を観察します。もう、数年前からひきこもり勝ちで、最近は、雨戸を閉じて、家人とも会話をしない、といいます。時々、大声を出すようになったので、来院したのです。父の話の内、「大声」のところで、本人の表情に、もの言いたげな雰囲気がでて、母の表情にも、同じ雰囲気がよぎるので、これをメインテーマにしよう、と心づもりをします。そして、「光や人との付き合いが、脳を苦しくするからでしょう」、との推測を述べてみます。引きこもりは、「脳」という臓器を守る「対処行動」である、との理解を伝えることは、すべてが「丸ごと異常」、とは判定されていないという、「いま・ここ」の安心感と、「体験との合致・理解された」を生み、対話を可能にします。次に「大声は何かな?」と問います。「どうしてか?」は、「詰問」の雰囲気、になるのでさけましょう。

「何か聴こえてきている、みたいです」と母がいうので、母の発言を聴いているときの本人の表情が、「うん、そう」であることを感知して、「それは、脳が苦しいわ」と納得を伝えます。本人に確認するか否かは、緊張のほぐれ具合によります。「脳」というコトバ、を当分は堅持して、対話を続けます。「脳が調子を崩している」のです。

次に、「掌を見て良いかい?」と出してもらい、その時は、「ありがとう」と言いません。すでに、「診察開始」の相互合意ができた、と判断したからです。掌の汗を確認して、「これは、緊張性発汗というのです。これには特効薬の漢方がありますから、飲んでみますか?」といい、本人の頭に、ツムラ11番、柴胡桂枝乾姜湯を当てて、父親をなかに入れての「Oリングテスト」(『心身養生のコツ』〔岩崎学術出版社　二〇一九〕参照)を行います。次に、「脳が興奮すると、眠れなくなるけど」と、本人と母とのペア、に向けて問いかけます。どちらが返答するかで、本人が治療に乗ってきたかどうか、が分かります。母だけが返事するなら、睡眠薬の小袋(本書49頁参照)から、全部の睡眠薬を机に拡げて、どれが合うかを推測し、脳に当ててのOリングテストで、決定します。そして、一週間後に薬の効果と副作用とを観よう、と告げて終了です。母だけでなく、本人が応答した場合は、先に進みます。「何か聴こえてくるのも、脳の病気だからなあ」と、ここではじめて「脳の病気」を使います。そして、「一週間後は、それの治療を考えよう」と言い、「お疲れさん」と本人半分、両親半分、を労います。

まとめ――初会には、表面の処置だけで終わるのは、抗精神病薬の効果で、体験全体が、一挙に変容すると、正常な「混乱」が起こり、「入院が必要」になったりするからです。治療への恐怖・警戒心が増大するからです。緊急事態を除いては、「治療共同体」の育成が、すべての病態において、最重要です。「手の汗」の治療は被侵襲感が少ないはずです。

症例５『在るものを探す』
「75歳の紳士」――高価な背広を召して、しっかりした、礼儀・動作で入室されました。社会人としての整い、が際立ちます。ネクタイの結び目、が歪んでいるのが、不釣り合いです。娘さんが、付き添いです。企業の創業者で、成功しているワンマン社長です。「忘れっぽく、短気になって、困る」が、娘さんの「訴え」であり、それを聞くご本人は、「不快」の表情です。「皆がなっとらん」、と言いたげです。ボクは、論争に巻き込まれないように、「どこか病院に掛かっておられますか？」と問うと、高血圧で服薬中だ、と言われます。薬の種類を訊きながら、「高血圧には、食養生とストレスの少ない生活が、長生きのコツ、ですけど……」と言い、「健康のために注意しておられることは？」と問うて、養生の助言をしたりしながら、関係造りをしたのち、「創業者にとっては、後継者問題が大切で、ストレスにもなるんでしょう？」と問います。「まだ息子には任せられない」と仰いますので、その内容を話してもらったのち、「させてみて、経験させることも、経営という、複雑な技術では、大切なんでしょう?」と問います。助言ではなく、素人の疑問という姿勢を一貫します。そして、養生習慣と健康法へ話題を移し、幼い時の経験の延長上に、健康・養生の習慣を膨らましてゆかれるように、助言します。「歌を忘れたカナリアに、忘れた歌を思い出してもらう」のです。それを介して、「仕事一途、の中の不健康部分」を浮き立たせて、異物化します。それへの対処の工夫は、本人のアイデアを尊重します。事業と健康についての、将来への不安をすこし掻き立てて、それへの対処には、永年の「創意工夫」の経験を生かしてもらいます。あとは、漢方薬を「Oリングテスト」で、相互確認し、二週間ほど試用して感想を教えてもらい、再検討しようと提案します。「話し合いをして、自分で、最終選択・決定をする」という、事業成功者の生活習慣、の活用です。

まとめ――高齢者への治療の要点は、「納得できる、安らかな死」を、暗黙の目標にすることだと、自身の体験から、確信しています。したがって、最も大切なのは「作用よりも、副作用の阻止」に留意することです。「薬物」に限りません。「異物の導入よりも、すでに在るものの活用と、有害なものの排除」です。「優しい治療を」です。最低限でも、「化学薬品」を、必ず「Oリングテスト」などで判定して、心身が「嫌うもの」を注入しないように、してください、と家族全員に、お願いします。「ワンマン体制から共同体へ」「健康という事業」です。治療関係が築かれたら、認知症への漢方として人参養栄湯2包と併用薬として茵蔯五苓散あるいは茵蔯蒿湯2包を〇リングテストで選び処方します。次の症例で「神田橋処方2号」を紹介しています。

症例6『援助は、いま・ここから』
85歳の小柄な女性——中年の娘が付き添っています。穏やかな表情で、会釈されます。初めての場所への警戒心、がまったくないことと、動作全体が「複雑・優美」に乏しいことから、認知症の印象です。椅子にスッと座られるので、「診察慣れ」の味わいです。まず気がついたのは、歩行の不自然と左腰の「邪気」です。左足の三・四趾にも「邪気」を認め、そこへ「気の鍼」のイメージを送ると、腰の「邪気」が薄れるので、まず、ベッドに腰掛けてもらい、「白柳整体」をすると、腰の邪気が消え、歩行が自然になり、「腰が楽になりました」と言い、娘さんが幸せな表情になりました。永年の高血圧症で、内科にかかって、神経痛の薬ももらっているけど効かないし、だんだん認知症気味になったので、と来院の意図を話されます。服薬中の薬を出そうと、娘さんがバッグの中を探っていると、患者もその動作の方へ意識を送り、共同作業の雰囲気となります。健全な母子関係の歴史が窺えます。

娘さんが取り出した「飲んでいる薬」をテーブルに拡げて、それぞれと、目の前の患者との「相性」を「気」で判定します。「気が悪い」ものについては、娘さんを参加させた「三人での〇リングテスト」（『心身養生のコツ』〔岩崎学術出版社　二〇一九〕図2 - 2参照）で「×」であることを確認します。そして、薬物便覧で、その薬の「効能と副作用」を娘さんと確認します。さらに、伊敷病院に内科があり、通院が難しくなった人は「訪問診療」もしていると告げて、住所が近隣であることを話します。今までの「治療」のつまずきを発見して「不安」が生じているのを「未来の方策」で、鎮めるためです。ＯＫの雰囲気なら、ボクと内科医との同日受診を提案します。相手方の不安が残るようなら、内科医と対面してもらい、関係を取り持ちます。「始めが肝心」です。精神科的には、さしたる投薬も不要と判断しましたから、「漢方薬を飲んでみますか？」と問い、『心身養生、もっと工夫を』（岩崎学術出版社　二〇二三）の「神田橋処方2号ができました」にある、認知症の進行予防のための処方の内、人参養栄湯と茵蔯五苓散の各1包を、就寝前に飲んでみることを提案します。「はじめはお湯に溶いてみて、味がイヤだったら、合いません」と告げます。合うようなら、次回に、各2包に増やします。

まとめ――老人や終末医療では、「未来」が乏しいので、そのような場合こそ、「近未来」を設える工夫が援助です。それも「いま・ここからの援助」の一環です。

症例7『能力の発見』

21歳男性――両親に促されて入室したのは、「疲れて気力を無くした」雰囲気の、くたびれ果てた男性です。うつ病者の発する「硬く・縮んだ・怒り」の味わいがありません。真っ先に気がつくのは、左前額・ブローカー中枢下縁の「邪気」、「発達障害」のサインです。さらに「帯状回」の邪気も著明です。「幻の竹串」も刺さりません。以上の所見で、「分類作業としての診断」は終了です。「胎児期愛着障害者の、人生での多彩な心的トラウマと、そのフラッシュバックと、それらへの対処としての、ひきこもり」です。『精神援助技術の基礎訓練』（岩崎学術出版社　二〇二三）をご覧ください。

本人は緘黙ですが、両親が語る成育史は、診断を裏付ける、不適応と不安定の連鎖です。それでも何とか、技術系の高校を卒業し、就職しましたが、何処に行っても、一～二か月で出社できなくなり、とうとう、引きこもりになったのです。

対面して、気になったのは、この種の青少年に見られる「攻撃性の雰囲気」が無いことでした。「圧倒されて縮んでいる」味わいなのです。ボクは「電磁波」のイメージを操れるので、それを送ってみると、患者が「縮む」雰囲気があります。ボク自身、HSPの傾向がありますので、「可哀そう」という、同情の気分になります。HSPの診断と対策については、第7章をご覧ください。

この青年では、まず、着ている上着を脱がせ、それを離れたところから、徐々に顔面に近づけて、「気分が悪くなる」を確認させて、パソコンの電磁波、スマホの電磁波、などへの対策を教え、最後に、「感じない人々は、徐々に害を受けて、癌になったりして、いのちを縮めているのかもしれない。ご両親も、息子さんに確かめてもらって、有害刺激を避けるのが、健康法になるかもしれません」と告げます。半分以上、本気です。

まとめ――幼児を観察していると、「出来た！」が、幸せの極致であることが分かります。その感触は、すべての「動物」へ普遍化できそうです。「進化」の動因が「出来る」の拡大だからでしょう。ヒトでは「分る」に進化したのでしょう。「学習」の基盤です。出来る領域の拡大に勝るサポートはありません。

あとがき

一九八四年のはじめ、ミシェル・フーコーが、九大精神科を訪ねてきました。日本旅行のついで、だったようです。中尾弘之教授のご指示で、ボクが、レストランでの昼食を、ご一緒しました。穏やかで温かい雰囲気の、同年配の男性が同伴でした。ボクが精神分析医だと、中尾先生が紹介したらしく、フーコーは、持論の精神分析批判を、分かりやすい英語で、次々に語りました。ボクはすでに、自由連想法以外を捨てていましたので、彼の批判はすべて、納得・同意できました。彼はつまらなさそうでした。論争が生き甲斐の人だなあ、と感じました。パデル先生が、「同性愛の人は、必要以上に論理的だ、と思わないかい？　ジョージ」と仰ったことを想い出していました。写真で見慣れていた風貌に比べ、ひどく憔悴していました。「癌？」と思いました。三か月ほどして、新聞に、彼のエイズ死が、報道されました。同伴していた、穏やかな男性のことがチョット気になりました。ボクはほどなく、伊敷病院へ転出しました。初めての著書、『精神科診断面接のコツ』も、この年の出版です。それから四〇年、おそらく、最後の著書を出せました。認知症の兆しを認知しての、大慌ての執筆で、それにふさわしい、小ぶりなものになりました。

教えをうけた先生方はみなさん、往ってしまわれました。ボクは87歳、ちょうど、父が倒れた年齢となりました。病弱な虚弱児だったせいで、逃避を旨に生きてきたことが、幸いしたのでしょう。養生法への耽溺も一助となったのかもしれません。

「在るものを、何とか工夫し役立てて、生きましょうよ」が、この本の基底音です。

神田橋 條治

二〇二四年の誕生日に

著者略歴

神田橋條治（かんだばし　じょうじ）

1937年　鹿児島県加治木町に生まれる

1961年　九州大学医学部卒業

1971～72年　モーズレー病院ならびにタビストックに留学

1962～84年　九州大学医学部精神神経科，精神分析療法専攻

現　在　鹿児島市　伊敷病院

著　書　『精神科診断面接のコツ』岩崎学術出版社，1984年（追補1994年）
『発想の航跡　神田橋條治著作集』岩崎学術出版社，1988年
『精神療法面接のコツ』岩崎学術出版社，1990年
『対話精神療法の初心者への手引き』花クリニック神田橋研究会，1997年
『精神科養生のコツ』岩崎学術出版社，1999年（改訂2009年）
『治療のこころ１～29』花クリニック神田橋研究会，2000～2022年
『発想の航跡２　神田橋條治著作集』岩崎学術出版社，2004年
『「現場からの治療論」という物語』岩崎学術出版社，2006年
『対話精神療法の臨床能力を育てる』花クリニック神田橋研究会，2007年
『ちばの集い１～７』ちば心理教育研究所，2007～2012年
『技を育む』〈精神医学の知と技〉中山書店，2011年
『神田橋條治 精神科講義』創元社，2012年
『神田橋條治 医学部講義』創元社，2013年
『治療のための精神分析ノート』創元社，2016年
『発想の航跡 別巻　発達障害をめぐって』岩崎学術出版社，2018年
『神田橋條治の精神科診察室』IAP 出版，2018年
『心身養生のコツ』岩崎学術出版社，2019年
『発想の航跡 別巻２　聴く，かたる』岩崎学術出版社，2020年
『「心身養生のコツ」補講50』岩崎学術出版社，2021年
『「心身養生のコツ」補講51～104』岩崎学術出版社，2022年
『精神援助技術の基礎訓練』岩崎学術出版社，2023年
『心身養生、もっと工夫を』岩崎学術出版社，2023年

共著書　『対談 精神科における養生と薬物』診療新社，2002年
『不確かさの中を』創元社，2003年
『スクールカウンセリング モデル100例』創元社，2003年
『発達障害は治りますか？』花風社，2010年
『うつ病治療――現場の工夫より』メディカルレビュー社，2010年
『ともにあるⅠ～Ⅴ』木星舎，2014年，ほか
『心と身体といのちのこと』（白柳直子と共著）IAP 出版，2020年

訳　書　H. スポトニッツ『精神分裂病の精神分析』（共訳）岩崎学術出版社
C. ライクロフト『想像と現実』（共訳）岩崎学術出版社
A. クリス『自由連想』（共訳）岩崎学術出版社
M. I. リトル『精神病水準の不安と庇護』岩崎学術出版社
M. I. リトル『原初なる一を求めて』（共訳）岩崎学術出版社
M. M. ギル『転移分析』（共訳）金剛出版

精神科治療のコツ
ISBN978-4-7533-1239-9

著者
神田橋條治

2024年4月6日　第1刷発行

印刷　(株)新協　／　製本　(株)若林製本工場

発行所　(株)岩崎学術出版社　〒101-0062 東京都千代田区神田駿河台 3-6-1
発行者　杉田 啓三
電話 03(5577)6817　FAX 03(5577)6837

心身養生、もっと工夫を

神田橋條治著

迷いと彷徨の中で探し続けた自由連想の軌跡

精神援助技術の基礎訓練

神田橋條治著

60年の工夫と経験から生まれた援助のための基礎知識とハウツー

「心身養生のコツ」補講 51～104

神田橋條治著

一回きりの人生で自分だけの養生法を「創生」するために

「心身養生のコツ」補講 50

神田橋條治著

人生の「窮屈感」と「拘束感」を乗り越えるコツ

心身養生のコツ

神田橋條治著

『精神科養生のコツ』待望の大幅改訂

追補 精神科診断面接のコツ

神田橋條治著

初版以来10年の時によって育まれた追補を付し改版

精神療法面接のコツ

神田橋條治著

「診断面接のコツ」に続く待望の臨床羅針盤

発達障害をめぐって

神田橋條治著

発想の航跡・別巻